Yoga | Meditation | Achtsamkeit:

77 YOGA HALTUNGEN, 10 MINUTEN

MEDIATION & ACHTSAMKEIT

(3IN1 BUCH)

Dieses Bündel beinhaltet die folgenden Bücher:

Yoga

UND

Meditation Lernen

UND

Achtsamkeit

Inhaltsverzeichnis

YOGA

Einleitung

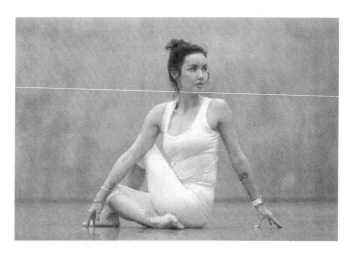

In diesem Ebook wirst du alles Wissenswerte über Yoga erfahren. Es warten 77 tolle Übungen zum Abnehmen, gegen Rückenschmerzen und zum Entspannen.

Widme dich dieser Sportart für Körper und Geist, wie es auch Charlize Theron, Reese Witherspoon und Emma Stone machen!

Du wirst die Vorteile des Yoga-Trainings kennen lernen und erfahren, wie du Yoga ganz einfach in deinen Alltag integrieren kannst. Du wirst abnehmen, deinen Rücken stärken und dich insgesamt entspannter fühlen.

Neben den 77 Übungen wirst du noch einige nützliche Tipps und Tricks über Yoga und deine Ernährung erfahren.

Du hast dich dafür entschieden dein Leben endlich zu ändern? Dieses Buch wird dir helfen deine Ziele ohne viel Mühe zu erreichen. Schon nach wenigen Minuten Yoga täglich wirst du selbstbewusster, fitter und glücklicher durch den Alltag gehen! Die einfachen Yogaübungen in diesem Buch lassen sich wunderbar unkompliziert in deinen stressigen Alltag integrieren. Du kannst alleine trainieren oder mit Freunden, du kannst in deinem Wohnzimmer trainieren oder im Park, du kannst morgens trainieren oder nachts - Yoga passt sich deinem Leben an und wird dein Leben verändern! Yoga wird deine Einstellung zu vielen Problematiken und Themen positiv verändern, lässt dich gelassener sein und sich mit die selbst verbunden fühlen. Dies ist ein Idealzustand, den viele Menschen unserer westlichen Welt nicht mehr kennen. Du hast jetzt die Möglichkeit wieder eins mit die und deiner Umwelt zu werden und die Möglichkeiten und das Potential dieser ganzheitlichen Sportart für dein Leben und die Verbesserung deines Lebens voll auszuschöpfen.

Das Yoga-Training wird dich täglich über dich selbst, deine Gefühle und deinen Körper reflektieren lassen und du wirst dich auf eine ganz besondere Weise neu kennen lernen! Yoga ist nicht nur die spirituelle Basis der Mönche der östlichen Welt, sondern findet auch in unserer westlichen Welt vielfältige Verwendung. Von den positiven Effekten wie die Reduktion von Depressionen, Spannungen, Wut, Erschöpfungszuständen oder ähnlichen in unserer westlichen Welt oftmals vorkommenden negativen Zuständen kannst auch du profitieren!

Lass dich auf eine meditative Reise zu einem Leben voll Friede , Glück und Entspannung einladen!

Kapitel 1: Was ist überhaupt

Yoga?

Bevor du alles über die praktische Umsetzung deiner neuen Lieblingssportart erfährst möchte ich dir hier einige wissenschaftliche Fakten über Yoga präsentieren. Es ist nicht nur wichtig zu wissen wie du Yoga ausführst, sondern auch was genau Yoga eigentlich ist.

Yoga ist ein Wort aus dem der sanskritischen Sprache, einer altindischen Sprache, und bedeutet "zusammenbinden". Das eigentliche Ziel der Yoga-Praxis ist Körper und Geist auf eine harmonische Ebene zu bringen. Seit tausenden Jahren praktizieren Yogis und deren Schüler diese Yoga-Praktiken , um körperlich fit zu bleiben, um ihren Körper und ihren Geist zu verbinden und um eine friedvolle Verbindung mit ihrer Umwelt einzugehen. Yoga soll die Begrenzungen des Geistes und die einengenden Erfahrungen des Individuums mit der Welt auflösen und zu einem allumfassenden Zustand der Freiheit führen. Die Achtsamkeit über das eigene Selbst in der äußeren Welt ist ein elementarer Bestandteil des Yoga. Yoga ist also eine tief spirituelle Sportart, wenn man Yoga so nutzen möchte.

Vielleicht glaubst du jetzt, dass Yoga einen religiösen Aspekt hat? Dem ist nicht so! Yoga ist keine religiöse Bewegung, fordert keine spezielle religiöse Ausrichtung und lässt sich dementsprechend mit jeder Glaubensform kombinieren.

Es gibt viele Arten von Yoga: Acro Yoga, Anusara Yoga, Aerial Yoga, Bikram Yoga, Forrest Yoga, Hatha Yoga, Hormon Yoga, Iyengar Yoga, Jivamukti Yoga, Kundalini Yoga, Kriya Yoga, Luna Yoga, Power Yoga, Flow Yoga, Wellness Yoga und Yin Yoga. Du hast sicherlich schon bemerkt, dass es nicht nur sehr alte Yogaformen gibt, wie das Hatha Yoga, sondern auch einige neuere Entwicklungen und Kombinationen, wie Wellness Yoga. Yoga bietet seit tausenden Jahren bis in unsere heutige Zeit vielen Menschen positive Veränderungen und ist deshalb über all diese Zeit bei Menschen weltweit beliebt gewesen. Der spirituelle Hintergrund des Yogas findet sich nicht mehr in allen neuen Yoga-Variationen. Du kannst Yoga also auch praktizieren, wenn du kein Interesse an der spirituellen Komponente hast. Du kannst Yoga für genau die Ziele nutzen, die dir wichtig sind.

Du hast sicherlich schon einmal im Park oder im Fernsehen gesehen, wie die Yoga-Praxis aussieht. Beim Yoga geht es nicht darum, wie viele vermuten, sich unnatürlich zu verbiegen oder zu dehnen, sondern rein um die optimale Balance zwischen Geist und Körper. Ziel ist die Verbesserung der Muskulatur, die Definition der Muskel, die Verbesserung der Haltung und der Bewegungsmöglichkeiten. Auch psychischer Ebene kann Yoga Stress und Depressionen mindern und die Achtsamkeit und Konzentration fördern. Ziel ist also ein psychisches und physisches umfassendes positives Empfinden. ,

Was Yoga für dich tun kann

In den letzten Jahren wurden unzählige Studien über die positiven Effekte des Yogas durchgeführt. Sogar das National Institute for Health hat einige Millionen Dollar für die Erforschung der positiven Effekte Yogas auf den menschlichen Körper investiert. Die unglaublichen Effekte der Yoga-Praxis sind also wissenschaftlich belegt und keine esoterischen Vermutungen!

Hier sind nur ein paar der wissenschaftlich belegten positiven Wirkungen des Yoga-Trainings:

- Yoga optimiert deine Haltung.

- Yoga stärkt deine Muskulatur.

- Yoga definiert deine Muskeln.

- Yoga lässt dich achtsamer sein.

- Yoga verbessert deine Beweglichkeit.

- Yoga verbessert dein Körpergefühl.

- Yoga reduziert Schlaflosigkeit und lässt dich tiefer schlafen.

- Yoga reduziert Asthma.

- Yoga reduziert das Risiko für Schlaganfälle und Herzerkrankungen.

- Yoga verbessert dein Gedächtnis.

- Yoga stärkt die Muskulatur deines Rückens und schützt somit deine Wirbelsäule.

- Yoga verringert Schmerzen.

- Yoga senkt deinen Blutzuckerspiegel.

- Yoga beugt Gelenk- und Knorpelschäden vor.

- Yoga fördert deine Kreativität.

- Yoga reguliert deine Adrenalinausschüttung.

- Yoga hilft dir Gewicht zu verlieren.

- Yoga lässt dich friedlich, glücklich und freudvoll fühlen.

- Yoga verbessert deine Konzentration.

- Yoga verlangsamt deinen Alterungsprozess.

- Yoga löst deine Verspannungen.

- Yoga verbessert deine sportlichen Leistungen.

- Yoga verbessert dein Immunsystem.

- Yoga hilft Suchterkrankungen zu überwinden.

- Yoga erhöht die Fruchtbarkeit.

- Yoga erhöht deine Energie.

- Yoga verbessert dein Gleichgewicht.

- Yoga verlangsamt den Alterungsprozess.

- Yoga bekämpft Depressionen.

- Yoga macht glücklich.

Und das sind nur einige der unzähligen positiven Effekte des Yoga-Trainings! Also los!

Yoga in deinen Alltag integrieren

Um auch in den Genuss all dieser tollen Effekte zu kommen, musst du Yoga zu einem festen Bestandteil deines Alltags machen.

Im Durchschnitt dauert es 9 Wochen um eine neue Gewohnheit in den Alltag zu etablieren. Wenn du also ungefähr zwei Monate lang fleißig Yoga und Meditation geübt hast, werden Yoga und Meditation zu ganz selbstverständlichen Bestandteilen deines Alltags. Sobald dein Yoga- und Meditationsverhalten automatisiert ist, wird es für dich nicht mehr mühevoll sein sich diesen Praktiken zu widmen. So wird Yoga dein Leben verändern.

Hier sind einige Tipps, um Yoga effektiv und einfach in deinen Alltag zu integrieren:

- Finde deine wahre Motivation. Gehe die Liste mit den positiven Effekten des Yoga-Trainings noch einmal durch und suche dir den für dich wichtigsten Grund aus. Nutze die Vorstellung deines Erfolgs als Motivator. Dein Ziel ist es abzunehmen? Dann stelle dir zur Motivation vor, dass du bereits rank und schlank bist!

- Überfordere dich nicht! Wenn du neu mit der Yoga-Praxis beginnst reicht es völlig aus, wenn du zu Beginn täglich 5-10 Minuten trainierst.

Trainiere lieber kurz und achtsam, als lang und unachtsam.

- Versprich dir selbst, dass du täglich Yoga üben wirst. Lege dir ein Yoga-Tagebuch an, in dem du deine Trainingszeiten und Fortschritte festhältst. Auch sinnvoll ist eine Gewohnheits-Tracker-App! So kannst du dich selbst kontrollieren.

- Trainiere mit jemandem zusammen, so wird es schwieriger akzeptable Ausreden zu finden.

- Teile deine Trainingseinheiten auf: Statt 60 Minuten am Stück zu trainieren und zu meditieren, trainiere morgens 30 Minuten und abends 30 Minuten.

- Wähle einen festen Zeitpunkt für deine neue Routine. Passt deine Yoga-Praxis in deine morgendliche Routine? Oder hast du abends Zeit? Lasse Yoga einen festen Bestandteil in deinem Tagesablauf werden.

- Belohne dich für deinen Erfolg! Lobe dich selbst! Dein Gehirn speichert dies positiv ab und verknüpft es mit deiner Yoga-Routine.

Kapitel 2: Die Praxis

Bevor du loslegst: Achte genau auf die Signale deines Körpers! Wenn sich eine Übung nicht angenehm oder sogar schmerzhaft anfühlt, musst du diese Übung abbrechen. Yoga soll im Einklang mit dem Körper geschehen und darf nicht schmerzhaft sein. Achte auf dich und sorge dafür, dass du nicht über deine Grenzen hinaus gehst oder dich verletzt. Versuche ganz genau auf deinen Körper zu hören und schon den leisesten Anflug von Unwohlsein wahrzunehmen. Yoga ist keine Leistungssportart! Falls du dir unsicher bist, suche Rat bei einem erfahrenen Yoga-Lehrer oder einer erfahrenen Yoga-Lehrerin. Für die perfekte Ausführung der Übungen und um Verletzungen zu vermeiden ist professioneller Rat sinnvoll!

Um mögliche Risiken für deine Gesundheit abzuklären ist ein Gespräch vorab mit einem Arzt ratsam. Falls du hohen Blutdruck oder ähnliche körperliche Einschränkungen hast, solltest du abklären, ob Yoga die richtige Sportart für dich ist.

Was benötigst du?

Nichts! Von Vorteil sind natürlich bequeme Kleidung und eine gemütliche Unterlage. Yoga-Matten gibt es mittlerweile im Internet sehr günstig zu erstehen.

Wie soll deine Umgebung aussehen? Unter welchen Voraussetzungen kannst du dich am besten konzentrieren? Zu Hause oder im Park? Probiere doch einmal verschiedene Umgebungen aus, um herauszufinden welche für dich ideal ist.

Du kannst dir die Übungen nach Belieben zusammen stellen und ausprobieren. Trainiere täglich mindestens fünf Minuten und steigere die Dauer deines Trainings je geübter du bist!

Im folgenden Kapitel findest du einige Übungen, die du dir je nach deinem Trainingsziel ganz gezielt aussuchen kannst.

Viel Spaß!

Kapitel 3: Yoga-Übungen

Nachricht an den Leser

Lieber Leser, liebe Leserin,

leider hat dieses Buch nur Schwarz-Weiß Bilder. Wir hätten sehr gerne das Buch in Farbe drucken lassen, jedoch sind wir nur ein sehr kleiner Verlag. Daher sind die Druckkosten sehr hoch und wir hätten dieses Buch nicht unter 30€ anbieten können, was unangemessen teuer ist.

Als kleine Entschuldigung würden wir Ihnen gerne das Buch als PDF mit Farbbildern zusenden.

Schreiben Sie uns einfach eine E-Mail an:

dein.buecher.shop@gmail.com

Wir hoffen auf Ihr Verständnis.

Übungen zur Gewichtsreduktion

In diesem Kapitel lernst du einige Yoga-Übungen kennen, die optimal zur Gewichtsreduktion sind. Da der Gewichtsverlust beim Yoga einer der vielen tollen Vorteile ist, können sehr viele Positionen genutzt werden. Die folgenden Übungen sind optimal für diesen Zweck!

1. EkapadaPranamasana - Gebetshaltung auf einem Bein

Stelle dich aufrecht und mit geschlossenen Beinen hin. Beuge dein rechtes Knie, winkle dein Bein nach außen ab und lasse deine rechte Fußsohle an der Innenseite deines linken Oberschenkels ruhen. Deine Ferse sollte sich in der Nähe deines Damms befinden. Falte nun deine Hände vor deiner Brust (dies ist Anjali Mudra, eine Gebetsgeste).

Versuche diese Position ein bis fünf Minuten zu halten - solange du es eben schaffst dein Gleichgewicht zu halten. Und wiederhole anschließend die Übung mit dem linken Fuß.

Diese Übung stärkt vor allem deine Beinmuskulatur und deinen Gleichgewichtssinn. Du dehnst deine Leiste und die Innenseite deiner

Oberschenkel. Außerdem fördert die EkapadaPranamasana-Übung die Harmonisierung der energetischen Energien deines Körpers.

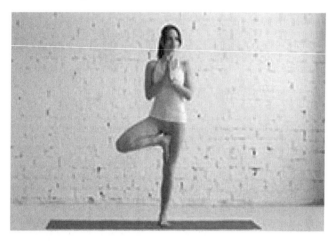

2. Tadasana - Palme

Stelle dich aufrecht mit hüftbreit auseinander stehenden Füßen hin. Hebe deine Arme nun über den Kopf und verschränke deine Finger ineinander. Drehe nun deine Handflächen langsam nach oben Richtung Decke. Senke nun deine Hände, bis deine Fingerknöchel auf deinem Kopf aufliegen. Das war die Vorbereitung zu der Tadsana-Übung.

Führe nun deine Arme mit deinen verschränkten Fingern beim Einatmen nach oben und ziehe deinen Brustkorb und deine Schultern mit nach oben, bis du auf deinen Zehenspitzen stehst. Strecke deinen gesamten Körper, halte dein Gleichgewicht und halte deinen Atem für einige Sekunden an. Kehre beim Ausatmen wieder in deine Startposition zurück mit deinen Händen auf deinem Kopf ruhend.

Wiederhole diese Übung fünf Mal und gönne dir zwischen den Wiederholungen einige Sekunden Pause.

Tadasana stärkt deine Rücken- und Bauchmuskulatur. Zusätzlich trainierst du hierbei deine Arm- und Beinmuskulatur, sowie dein Gleichgewicht.

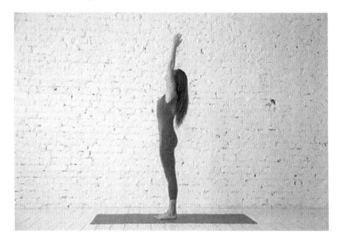

3. Tadasana auf Zehenspitzen - Palme auf Zehenspitzen

Wenn du schon geübt in der Tadasana-Haltung bist kannst du in der gedehnten Haltung auch drei Schritte nach vorne und wieder zurück gehen. Achte darauf, dass du deine Körperspannung hältst! Dies trainiert deinen Gleichgewichtssinn intensiver.

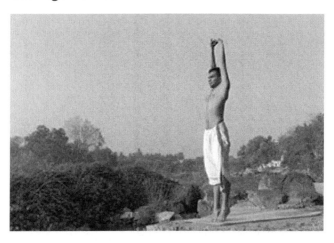

4. TiryanaTadsana - Schwingende Palme

Stelle dich aufrecht mit etwas mehr als hüftbreit voneinander entfernten Füßen hin. Führe deine Arme über deinen Kopf und verschränke deine Finger ineinander, wie bei der Tadasana-Übung. Hebe deine Arme beim Einatmen und beuge deinen Körper mit gestreckten Armen nach links beim Ausatmen. Achte darauf, dass du dich nicht verdrehst oder dich nach hinten oder vorne beugst! Halte deinen Atem für einige Sekunden an und komme dann in deine Startposition zurück. Wiederhole dies auch mit deiner rechten Körperseite.

Wiederhole diese Übung für jede Körperseite jeweils fünf Mal. Mache zwischen den Wiederholungen einige Sekunden Pause.

Diese Übung stärkt deine Bauch- und Brustmuskulatur optimal. Und wie du sicherlich gemerkt hast, stärkt sie deinen Gleichgewichtssinn und verbessert deine Haltung. Deine Wirbelsäule wird gedehnt und deine Verdauung angeregt.

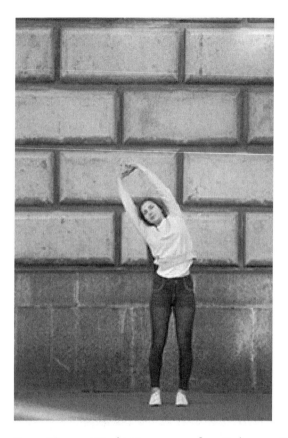

5. TiryanaTadasana auf Zehenspitzen - Schwingende Palme auf Zehenspitzen

Verfahre wie bei TiryanaTadsana. Versuche aber diese Übung auf Zehenspitzen stehend durchzuführen. Dies erfordert einiges mehr an Koordination und Gleichgewichtssinn!

Diese Übung stärkt deinen Bauch!

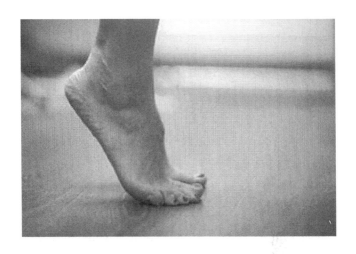

6. Naukasana - Bootshaltung

Begebe dich in die Rückenlage. Atme einige male ein und aus, bevor du mit der Übung beginnst.

Atme ein und hebe dann bei angehaltenem Atem deine Beine und deine Schultern vom Boden ab. Halte dabei deine Arme parallel zum Boden, achte darauf, dass deine Handflächen zum Boden zeigen. Dein Körper sollte die Form eines Dreiecks haben, dein Po, deine Füße und dein Kopf bilden die Spitzen. Wichtig ist, dass du deine Wirbelsäule grade hältst und deinen Blick geradeaus richtest. Halte diese Position so lange, bis du wieder einatmen musst und begebe dich beim Einatmen wieder in die Rückenlage.

Entspanne dich für einige Sekunden, bevor du die Übung wiederholst.

Wiederhole die Übung fünf Mal.

Die Naukasana-Übung trainiert deine Bauchmuskeln und lässt das überschüssige Fett an deinem Bauch schmelzen. Zusätzlich trainierst du auch deine Arme, Hüfte und Schultern.

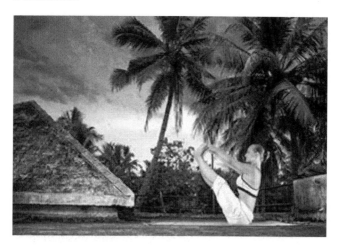

7. ArdhaHalasana - Halber Pflug

Begebe dich in Rückenlage und überschlage deine Beine. Hebe deine Beine langsam während du einatmest, nutze dafür die Kraft deiner Bauchmuskulatur und Arme und lasse deinen Po und deinen Rücken flach auf dem Boden. Halte diese Position einige Sekunden mit angehaltenem Atem an und lasse deine Beine beim Ausatmen langsam wieder zu Boden sinken.

Diese Übung solltest du fünf Mal wiederholen.

Sie ist in erster Linie geeignet um deine Bauchmuskeln zu stärken. Du kannst durch diese Übung deine Verdauung verbessern.

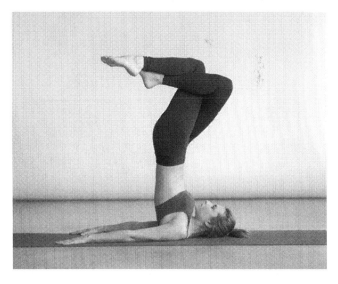

8. Variationen ArdhaHalasana - Variationen Halber Pflug

Wenn du dich mit der Ausführung der ArdhaHalasana-Übung schon sicher fühlst, kannst du die Übung auch nach Belieben variieren.

Versuche doch einmal deine Beine statt in einem 90-Grad-Winkel in einem 45-Grad-Winkel zu halten. Vielleicht ist es angenehm für dich deine Beine während der Übung zu spreizen und wieder zusammenzubringen. Probiere verschiedene Techniken aus, um deine Bauchmuskeln zu trainieren.

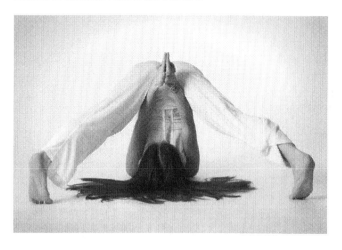

9. Ustrasana - Kamel

Knie dich für diese Übung hüftbreit hin. Halte deine Beine und Füße zusammen und beuge deinen Oberkörper nach hinten. Greife mit deinen Händen nach deinen Fersen und schiebe deinen Bauch nach vorne. Schiebe deinen Bauch nach vorne, runde deinen Rücken nach und Nacken nach hinten ab und achte besonders darauf, dass deine Hüfte sich senkrecht zum Boden befindet. So solltest du zur Decke schauen können. Verteile dein Gewicht auf deinen Armen und Beinen für eine stabile Haltung.

Die Ustrasana-Übung stärkt deinen Rücken intensiv und dehnt die Muskeln deiner Vorderseite. Außerdem regt sie deine Verdauung an.

Falls du Rückenprobleme oder hohen Blutdruck hast, ist diese Übung nichts für dich!

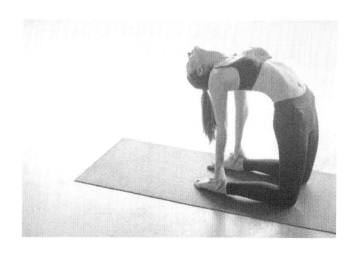

10. Kati Chakrasana - Taillendrehung

Stelle dich aufrecht mit ungefähr hüftbreit voneinander entfernten Füßen hin. Beim Einatmen hebst du deine Arme, sodass sie parallel zum Boden sind. Beim Ausatmen drehst du nun deinen Oberkörper nach links, legst deine rechte Hand auf deine linke Schulter und legst deinen linken Arm um deinen Rücken, sowie deine linke Hand auf deine rechte Taille. Versuche nun deinen Kopf soweit es geht nach links zu drehen. Achte zu jedem Zeitpunkt dieser Übung auf eine gute Körperspannung und eine aufrechte Haltung. Halte deinen Atem für einige Sekunden an, bevor du wieder in deine Ausgangsposition zurück kehrst.

Führe deine Bewegungen kontrolliert und achtsam aus, um Verletzungen zu vermeiden.

Wiederhole die Kati Chakrasana Übung für jede Körperseite fünf Mal und gönne dir zwischen den Wiederholungen einige Sekunden Pause.

Diese Übung trainiert deine Rücken- und Bauchmuskulatur. Sie lockert deine Arme und Schulter und lässt dich wieder fit fühlen. Eine gute Übung, um bei langem Sitzen am Schreibtisch die Wirbelsäule zu lockern und Körper und Geist wieder energievoll fühlen zu lassen.

11. Schnelles Kati Chakrasana - Schnelle Taillendrehung

Falls du dich mit der Kati Chakrasana-Übung schon sicher fühlst, kannst du diese Übung durch ein wenig Schnelligkeit erweitern. Drehe dich für einen intensiveren Trainingseffekt schneller nach links und rechts.

Achte auch hier darauf, dass du die Bewegungen kontrolliert ausführst!

Auch diese Übung stärkt deinen Rücken optimal!

12. Phalakasana - Brett

Für diese Übung begibst du dich in die Position der Planke. Du stützt deine flachen Hände in Schulterbreite auf den Boden auf und erhebst deinen Körper, sodass du auf den Zehenspitzen und Handflächen stehst. Dein Körper bildet eine Linie und sollte angespannt sein.

Halte diese Spannung einige Sekunden und atme entspannt ein und aus. Komme dann in die Bauchlage und pausiere einige Sekunden, bevor du die Übung wiederholst.

Führe diese Übung fünf Mal aus.

Mit dieser Übung trainierst du besonders deine Bauch- und Rückenmuskulatur. Außerdem verbesserst du durch sie auch deinen Gleichgewichtssinn.

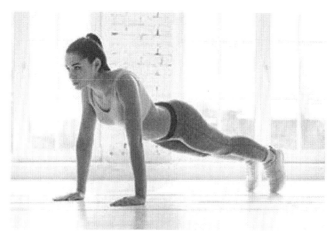

13. Abgeschwächte Phalakasana - Abgeschwächtes Brett

Für die abgeschwächte Version der Phalakasana-Übung stützt du dich statt auf deinen Händen auf deinen Unterarmen ab. So ist die Übung nicht ganz so intensiv und ist auch für Anfänger gut geeignet. Achte auch bei der leichten Version darauf, dass deine Bauch- und Rückenmuskeln angespannt sind, dein Körper eine Linie bildet und du entspannt atmest. Halte diese Position einige Atemzüge.

Wiederhole diese Übung fünf Mal.

Hier trainierst du besonders deine Bauchmuskulatur.

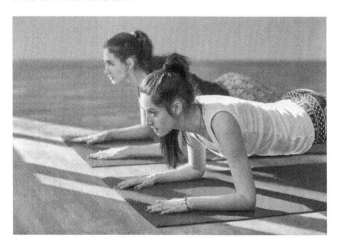

14. Phalakasana auf einem Bein - Brett auf einem Bein

Wenn die die Phalakasana-Übung schon sicher beherrschst kannst du diese Übung variieren, indem du abwechselnd deine Beine hebst. Das angehobene Bein befindet sich dabei parallel zum Boden. Halte diese Position einige Atemzüge und achte auf eine optimale Körperspannung.

Auch diese Übung wiederholst du fünf Mal. Achte auf Pausen zwischen den Wiederholungen.

Bei dieser Übung trainierst du Bauch, Beine und Po.

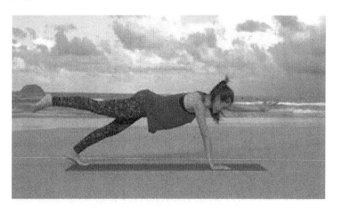

15. Dhanurasana - Bogen

Begebe dich in die Bauchposition. Du legst dich dafür in Bauchlage flach auf den Boden. Deine Füße sind hüftbreit voneinander entfernt. Atme in dieser Position einige Male ein und aus, bevor du mit der eigentlichen Übung startest.

Beuge beim nächsten Ausatmen deine Knie und greife mit deinen Händen nach hinten, um deine Fußgelenke zu greifen. Halte deine Arme gestreckt und ziehe deine Arme und Beine so zusammen, dass sich deine Beine und dein Brustkorb vom Boden abheben. Hilfreich ist es, wenn du deine Füße dafür nach oben ausstreckst. Achte darauf, dass deine Beinmuskeln angespannt sind und deine restlichen Muskeln entspannt.

Halte diese Stellung einige Atemzüge lang und komme dann beim Ausatmen in die Bauchposition zurück.

Wiederhole diese Übung fünf Mal.

Die Dhanurasana-Übung baut Stress ab und stärkt die Muskulatur deiner Beine, Arme, Rücken und Brust.

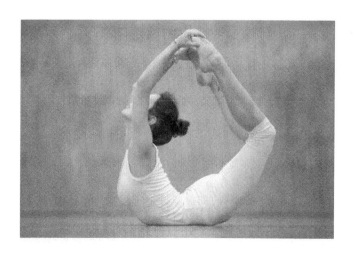

16. Bhujangasana - Kobra

Dies ist eine bekannte Übung! Viele Leute nennen sie auch "Die Kobra".

Begebe dich in Bauchlage. Strecke deine Arme und Beine und ziehe deinen Oberkörper beim nächsten Ausatmen mit der Kraft deiner Rücken- und Bauchmuskeln nach oben. Halte diese Position mit angehaltenem Atem einige Sekunden und komme beim nächsten Ausatmen wieder in die Bauchlage zurück.

Wiederhole diese Übung fünf Mal und achte auf ausreichend Pausen zwischen den Wiederholungen.

Diese Übung trainiert vorrangig deine Bauch- und Rückenmuskulatur, aber auch deine Konzentrationsfähigkeit!

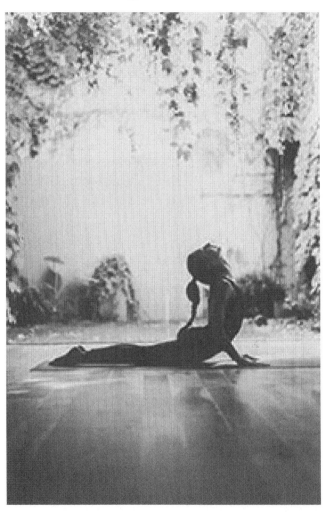

17. UtthitaParsvakonasana - Gestreckter seitlicher Winkel

Stelle dich aufrecht hin mit etwas mehr als hüftbreit voneinander entfernten Füßen. Strecke beim Ausatmen deine linke Hand zu deinem linken Fuß, verdrehe deinen Körper dabei nicht und bleib gerade! Achte darauf, dass du deine Muskeln anspannst! Führe deine rechte Hand über deinen Kopf hinweg und strecke sie zur linken Körperseite aus. Halte diese Position einige Sekunden mit angehaltenem Atem und komme beim Einatmen wieder in die aufrechte Position.

Wiederhole diese Übung für jede Körperseite fünf Mal und gönne dir Pausen zwischen den Übungen.

Die UtthitaParsvakonasana-Übung dehnt deine Körperseiten und definiert deine Bauchmuskeln. Außerdem regt sie deine abdominalen Organe an.

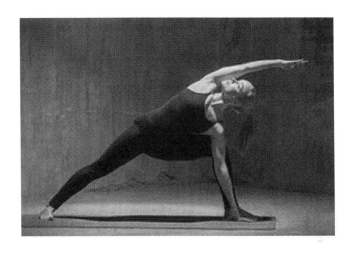

18. ViparitaShalabhasana - Superman

Begebe dich in Bauchlage auf den Boden, lege
deine Füße flach auf den Boden und lege deine
Arme neben deinen Oberkörper. Versuche beim
Einatmen deine Beine vom Boden zu heben,
indem du deine Muskeln im Bauch und Rücken
anspannst und über deinen Rücken zu strecken.
Halte diese Position einige Sekunden mit
angehaltenem Atem und löse sie beim Ausatmen
wieder, sodass du zurück in die Bauchlage
kommst.

Diese Übung stärkt vor allem deine Bauch- und
Rückenmuskulatur. Außerdem dehnst du deinen
Körper optimal durch sie.

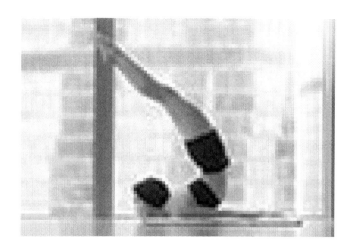

19. Trikonasana - Dreieck

Stelle dich aufrecht hin und positioniere deine Füße circa 90 cm voneinander entfernt. Hebe beim nächsten Einatmen deine Arme an, sodass sie sich in einer Parallele zum Boden befinden. Drehe nun deinen linken Fuß nach außen und beuge deinen Oberkörper beim Ausatmen nach rechts, sodass deine rechte Hand deinen rechten Fuß berührt und deine Arme eine senkrechte Linie bilden. Beuge dein rechtes Knie ein wenig, falls dies notwendig ist. Richte deinen Blick nach oben zu deiner linken Hand. Halte diese Position für einige Sekunden ohne zu atmen und kehre beim nächsten Einatmen in deine Ausgangsposition zurück.

Wiederhole diese Übung für jede Körperseite jeweils fünf Mal. Achte darauf, dass deine Körpermitte angespannt ist bei der Ausführung der Übungen und du Pausen zwischen den einzelnen Wiederholungen machst.

Diese Übung mindert den Appetit und trainiert den gesamten Körper. Bei regelmäßigem Üben wirst du deinen Bauchspeck so schnell los!

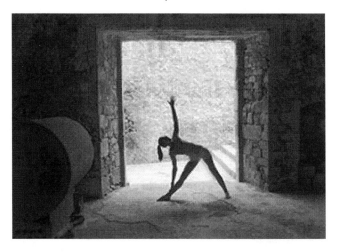

20. Dhanurasana Variation - Bogen Variation

Begebe dich in Bauchlage auf den Boden. Versuche beim nächsten Ausatmen deine Beine und Arme so weit über deinem Rücken zusammen zu führen, dass du mit deinen Händen deine Füße greifen kannst. Verharre einige Sekunden mit angehaltenem Atem in dieser Position und komme beim Ausatmen wieder in die Bauchlage zurück.

Achte darauf dich aus der Kraft deiner Bauch- und Rückenmuskulatur nach oben zu ziehen!

Wiederhole diese Übung fünf Mal und gönne dir einige Sekunden Pause zwischen den Wiederholungen.

Diese Übung dehnt deinen Brustkorb optimal, während sie deine Bauch- und Rückenmuskulatur trainiert.

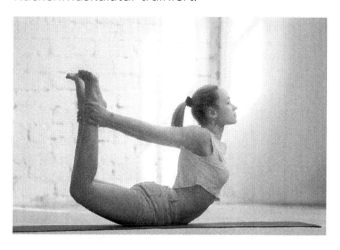

21. Vyaghrasana - Tiger

Begebe dich in den Vierfüßlerstand. Achte darauf, dass sich deine Hände unter deinen Schultern befinden und deine Knie unter deiner Hüfte. Strecke beim nächsten Einatmen dein rechtes Bein nach hinten aus, Beuge dein Knie und wölbe zur gleichen Zeit deinen Bauch, sodass sich dein Kopf und dein rechter Fuß über deinem Rücken nähern. Halte diese Stellung einige Sekunden bei angehaltenem Atem. Führe dein ausgestrecktes Bein beim nächsten Ausatmen nach hinten zurück und ziehe es unter deinen Bauch zu deiner Brust, während du einen Buckel machst. Dein Blick sollte nach unten auf den Boden gerichtet sein, verharre auch in dieser Position einige Sekunden ohne zu atmen, bevor du beim Ausatmen dein Bein wieder nach oben führst.

Wiederhole diese Übung für jede Körperseite jeweils fünf Mal. Achte genau auf die korrekte Ausführungsweise und entspannende Pausen zwischen den einzelnen Wiederholungen.

Durch diese Übung wirst du überschüssiges Gewicht leicht los. Du dehnst durch sie deine Wirbelsäule und lockerst deine Rückenmuskulatur. Zudem verbessert sie deinen Kreislauf und deine Verdauung.

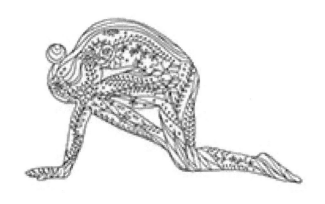

22. Vasishtasana - Seitstütz

Begebe dich in die Rückenlage und drehe dich auf deine linke Körperseite. Stütze deine linke Hand etwa in Höhe deiner Schulter auf den Boden und drücke dich vom Boden ab. Winkle deinen rechten Arm von deinem Körper ab und lege deine rechte Hand auf deine Hüfte. Dein linker Fuß liegt auf deinem rechten Fuß, sodass dein rechter Fuß und deine rechte Hand dein gesamtes Körpergewicht tragen. Achte darauf, dass deine Muskeln angespannt sind und dein Körper eine Linie bildet.

Atme entspannt und ruhig weiter, während du einige Sekunden in dieser Position verharrst. Führe diese Übung für jede Körperseite jeweils drei Mal durch. Denke daran, zwischen den Übungen eine kleine Pause zu machen.

Durch diese Übung trainierst du besonders deine schräge Bauchmuskulatur und baust somit überschüssiges Fett an dieser Stelle ab. Zusätzlich definiert diese Übung auch deine Rücken-, Arm- und Beinmuskeln.

23. Vasishtasana auf dem Unterarm - Seitstütz auf dem Unterarm

Begebe dich wieder in die seitliche Position, aber diesmal stützt du dich nicht auf deiner Handfläche ab, sondern auf deinem Unterarm. So ist die Übung weniger anstrengend und auch für Anfänger geeignet.

Halte auch diesesmal die Position für einige Sekunden, während du normal weiter atmest. Wiederhole auch diese Übung drei Mal, achte auf deine Körperspannung und auf die Pausen zwischen den Übungen.

Diese Übung trainiert vor allem deinen Rücken.

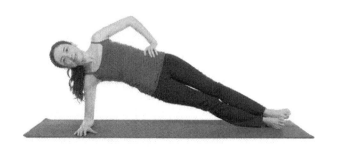

24. Vasishtasana mit erhobenem Arm - Seitstütz mit erhobenem Arm

Begebe dich wieder in die seitliche Position der Vasishtasana-Übung. Anstatt deinen rechten Arm anzuwinkeln und deine rechte Hand auf deine Hüfte zu legen, strecke deinen rechten Arm grade nach oben Richtung Decke aus. Dies intensiviert den Trainingseffekt.

Achte auf eine grade Körperhaltung und bleibe einige Atemzüge in dieser Position. Wiederhole dies für jede Körperseite je drei Mal und gönne dir Pausen zwischen den Übungen.

Auch diese Übung trainiert vorrangig deinen Bauch und Rücken.

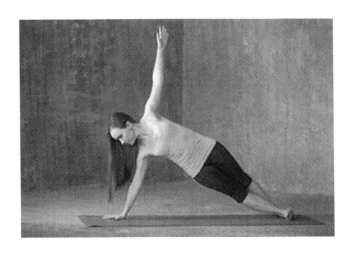

25. Vasishtasana mit verbundener Hand und Fuß
- Seitstütz mit verbundener Hand und Fuß

Begebe dich auch diesmal in die seitliche Position der Vasishtasana-Übung und versuche mit deiner freien Hand nach deinem freien Fuß zu greifen. Dies erfordert extrem viel Koordinationsfähigkeit und einiges an Übung. Diese Variation ist also für Fortgeschrittene geeignet.

Auch hier ist es wieder wichtig, dass du auf deine Körperhaltung Acht gibst während du die Position für einige Atemzüge hältst. Wiederhole auch diese Variation für jede Körperseite drei Mal und erlaube dir Pausen zwischen den Übungen.

Hier trainierst du deinen Bauch und Rücken optimal.

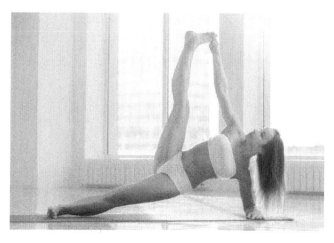

Übungen für einen starken Rücken

Nun lernst du einige tolle Übungen kennen, um die Gesundheit deines Rückens zu verbessern. Ein starker Rücken ist für die Gesamthaltung und Gesamtgesundheit deines Körpers ausschlaggebend. Eine gute Körperhaltung hat auch einen positiven Einfluss auf dein Körperempfinden, deine Wahrnehmung über deinen Körper und deine Ausstrahlung.

2. Paschimottasana - Sitzende Vorwärtsbeuge

Setzte dich auf den Boden,halte deinen Rücken gerade und strecke deine Beine nach vorne aus. Halte deine Beine dabei geschlossen. Du solltest nun in einem 90-Grad-Winkel sitzen. Beuge dich beim nächsten Ausatmen so nach vorne, dass du deinen Oberkörper auf deinen Beinen ablegen kannst und deine Hände deine Füße umfassen können. Entspanne dich und atme tief aus. Du solltest nun eine entspannende und nicht anstrengende Dehnung im Rücken verspüren. Komme beim Einatmen wieder in deine Ausgangsposition.

Wiederhole diese Übung fünf Mal und achte stets darauf einige Sekunden Pause zwischen den Übungen zu machen.

Die Paschimottasana-Übung dehnt deine komplette Wirbelsäule und die Rückseite deiner Oberschenkel. Sie lässt deine Hüften locker werden und stärkt deine Schultern.

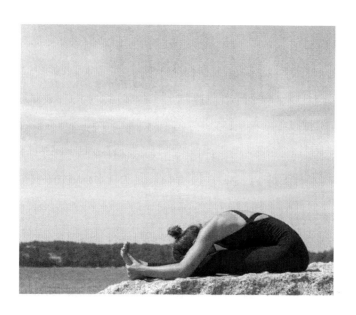

3. Shalabhasana - Heuschrecke

Lege dich in Bauchlage auf den Boden. Stütze dein Kinn auf dem Boden ab und positioniere deine Hände mit den Handflächen in Richtung des Bodens unter deinen Oberschenkeln. Hebe nun beim nächsten Ausatmen beide Beine an und beide Arme und bleibe einige Sekunden in dieser Position bis du beim nächsten Einatmen wieder in deine Ausgangsposition zurück kehrst.

Wiederhole diese Übung fünf Mal und denke daran, zwischen den Wiederholungen kleinen Pausen zu machen.

Diese Übung stärkt deinen Rücken und deine Wirbelsäule optimal.

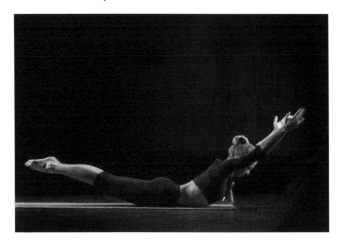

4. Marjari Asana - Katze

Begebe dich in den Vierfüßlerstand. Wölbe beim nächsten Ausatmen deinen Rücken, indem du deinen Bauch Richtung Decke ziehst. Verharre einige Sekunden in dieser Position und wölbe beim Einatmen deinen Rücken in die andere Richtung, also in Richtung des Bodens. Achte darauf, dass du sehr tief einatmest. Halte diese Position wieder einige Sekunden, bevor du die Übung von vorne beginnst.

Wiederhole diese Übung fünf Mal. Beachte auch, dass dein Körper Pausen zwischen den einzelnen Übungen benötigt.

Diese Übung wirkt sich positiv auf die Flexibilität deiner Wirbelsäule aus und auf deine Verdauung.

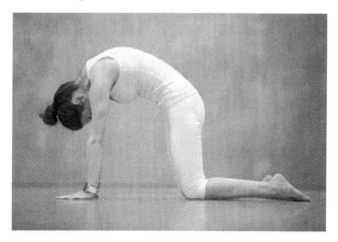

5. TiryakaBitilasana - Kuh

Lege dich in Bauchlage auf den Boden. Positioniere deine Hände mit auf dem Boden liegenden Handflächen neben deinen Schultern. Ziehe beim Ausatmen deinen Oberkörper aus der Kraft deiner Bauch- und Rückenmuskeln nach oben. Halte deinen Kopf senkrecht und schaue über deine rechte Schulter zu deinem linken Fuß. Achte darauf, dass dein Rücken bei dieser Übung entspannt bleibt. Halte diese Position für einige Sekunden und komme beim

Einatmen wieder in deine Ausgangsposition zurück.

Wiederhole diese Übung für jede Körperseite fünf Mal. Achte darauf, zwischen den Wiederholungen Pausen zu machen.

Durch diese Übung trainierst du die Beweglichkeit deiner Wirbelsäule und regst dein Verdauungssystem an.

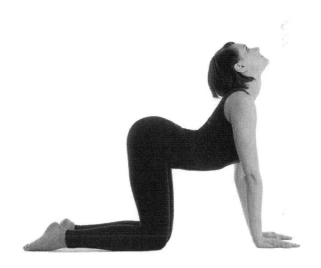

6. JanuShirshasana - Kopf-Knie-Haltung

Setze dich mit nach vorne ausgestreckten Beinen auf den Boden. Beuge nun beim nächsten Ausatmen dein linkes Bein und positioniere die Fußsohle deines linken Fußes an der Innenseite deines rechten Oberschenkels. Beuge dich nun mit deinem Oberkörper so nach vorne, dass du ihn auf deinem rechten Bein ablegen kannst und mit deinen Händen deinen rechten Fuß umfassen kannst. Versuche mit Hilfe der Kraft deiner Arme deinen Kopf bis zu deinem Knie zu bewegen, während dein Rücken entspannt bleibt. Halte diese Position einige Sekunden ohne zu atmen und komme dann beim Einatmen wieder in deine Ausgangsposition zurück.

Wiederhole die Übung für jede Körperseite fünf Mal und gönne dir Pausen!.

JanuShirshasana dehnt deine Wirbelsäule und deine seitliche Rückenmuskulatur.

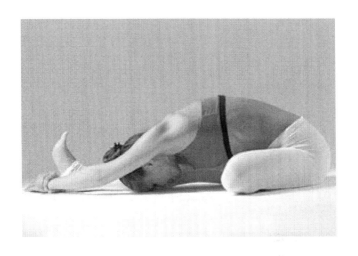

7. UtthanPristhasana - Eidechse

Begebe dich in Bauchlage und positioniere deine
überkreuzten Arme unter deiner Brust, sodass
du dich auf deinen Ellenbogen und Unterarmen
auf dem Boden abstützen kannst. Deine Beine
sind leicht angewinkelt, sodass dein Oberkörper
vom Boden abgehoben ist. Richte deinen Blick
nach vorne. Strecke nun beim nächsten
Ausatmen deinen Po nach hinten aus, senke
deine Brust zum Boden, sodass du mit deiner
Brust den Boden berührst und dein Kopf vor
deinen Armen auf dem Boden liegt. Halte diese
Position einige Sekunden mit angehaltenem
Atem und komme beim Einatmen wieder in
deine Ausgangsposition.

Achte auch bei dieser Übung darauf, dass deine Rumpfmuskulatur angespannt ist und du Pausen zwischen den fünf Wiederholungen einlegst.

Diese Atmung stärkt deine Bauchatmung und somit dein Zwerchfell. Außerdem dehnst du durch sie deinen Rücken und deine Schultern.

8. UtthitaJanuShirshasana - Stehende Kopf-Knie-Haltung

Stelle dich aufrecht mit hüftbreit auseinander stehenden Füßen hin. Strecke nun deine Arme aus, sodass sie parallel zum Boden und in einem 90-Grad-Winkel zu deinem Körper sind. Beuge deinen Oberkörper beim Ausatmen so weit nach vorne und unten, dass du ihn an deine Beine anlehnen kannst und deine Arme deine Beine umschließen können. Halte deinen Atem an und verweile einige Sekunden in dieser Position. Komme beim Einatmen wieder in deine Ausgangsposition.

Wiederhole diese Übung fünf Mal.

Diese Übung dehnt deine Rückenpartie und deine Oberschenkel optimal.

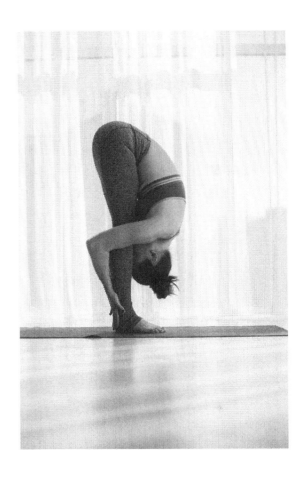

9. UtthitaJanuShirshasana intensiv - Intensive Stehende Kopf-Knie-Haltung

Stelle dich wie bei der vorherigen UtthitaJanuShirshasana-Übung aufrecht mit hüftbreiten Beinen hin und beuge deinen Oberkörper beim Ausatmen nach unten zu deinen Beinen. Wenn du dich damit schon sicher fühlst, lege nun deine Hände in deinen Nacken. Dies intensiviert den Effekt der Übung, erfordert aber schon einiges an vorherigem Training und Gleichgewichtssinn. Komme nun beim Einatmen wieder in deine Ausgangsposition.

Wiederhole auch diese Übung fünf Mal.

Diese Übung dehnt deine Rückenpartie, deine Schultern und deine Oberschenkel.

10. Skandharasana - Schulterpose

Begebe dich in Rückenlage auf den Boden. Stelle deine Füße auf, sodass deine Fersen deinen Po berühren. Greife nun mit deinen Händen nach deinen Fesseln. Wölbe deinen Bauch beim nächsten Ausatmen Richtung Decke, sodass sich deine Oberschenkel parallel zum Boden befinden. Deine Füße und deine Schultern berühren den Boden.

Mache diese Übung fünf Mal und achte auf Pausen zwischen den Übungen.

Diese Übung trainiert deinen Rücken.

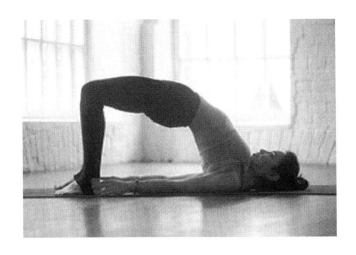

11. ArdhaMatsyendrasana - Halber Drehsitz

Setze dich im Schneidersitz auf den Boden. Lege deine linke Hand auf dein rechtes Knie und drehe beim nächsten Ausatmen deinen Oberkörper nach rechts, positioniere dabei deine rechte Hand rechts neben dir auf dem Boden. Verbleibe einige Sekunden ohne zu atmen in dieser Position und komme beim Einatmen wieder in deine Ausgangsposition zurück.

Wiederhole diese Übung für jede Körperseite fünf Mal, mache kurze Pausen zwischen den Wiederholungen.

Diese Übung dehnt deinen Rumpf.

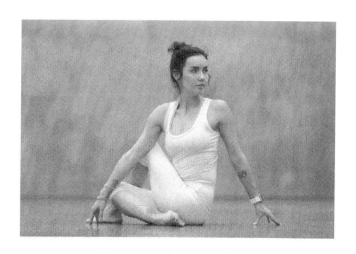

12. ArdhaShalabhasana - Halbe Heuschrecke

Begebe dich in Bauchlage auf den Boden und lege dein Kinn auf dem Boden ab. Positioniere deine Hände mit den Handflächen in Richtung des Bodens unter deinen Oberschenkeln. Erhebe nun beim nächsten Ausatmen ein Bein so weit wie möglich. Halte diese Stellung einige Sekunden mit angehaltenem Atem und führe dein Bein beim nächsten Einatmen wieder auf den Boden zurück.

Wiederhole diese Übung für jede Körperseite fünf Mal.

ArdhaShalabhasana stärkt deinen Rücken und deinen Nacken. Diese Übung kann dir dabei helfen Rückenproblemen vorzubeugen und einen Bandscheibenvorfall zu lindern.

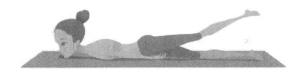

ARDHA SHALABHASANA - 1

13. ArdhaShalabhasana mit beiden Beinen - Halbe Heuschrecke mit beiden Beinen

Verfahre exakt wie bei der vorherigen Übung, strecke jedoch zur Intensivierung deines Training beide Beine beim Ausatmen nach oben.

Wiederhole diese Übung für jede Körperseite fünf Mal mit Pausen.

Eine tolle Übung für deinen Rücken.

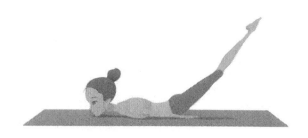

ARDHA SHALABHASANA - 3

14. ArdhaShalabhasana mit den Armen - Halbe Heuschrecke mit den Armen

Verfahre genau wie bei der ArdhaShalabhasana Übung, strecke jedoch beim Ausatmen nicht deine Beine nach oben, sondern ziehe deine Arme nach hinten in die Richtung deiner Füße.

Wiederhole diese Übung für jede Körperseite fünf Mal mit Pausen.

Eine tolle Übung für deinen Rücken.

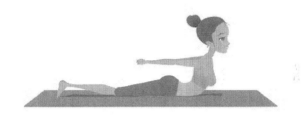

ARDHA SHALABHASANA - 2

15. Halasana - Pflug

Lege dich in Rückenlage auf den Boden und hebe beim nächsten Ausatmen deine Beine und deinen unteren Rücken so an, eventuell durch deine Hände gestützt, dass du deine Beine über deinen Kopf führen kannst und deine Fußspitzen hinter deinem Kopf auf dem Boden aufstellen kannst. Verbleibe einige Sekunden in dieser Position und komme dann beim Ausatmen langsam wieder zurück in die Ausgangsposition.

Wiederhole diese Übung fünf Mal und achte auf kleine Pausen zwischen den Wiederholungen.

Diese Übung dehnt und entspannt deinen Rückenbereich.

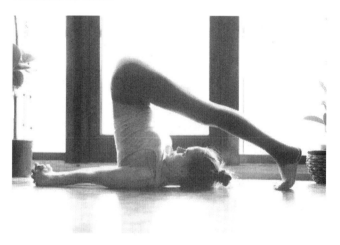

16. DvipadPitham - Perlenkette

Lege dich in Rückenlage auf den Boden und strecke deine Arme nach hinten aus. Stelle beim nächsten ausatmen deine Beine auf, sodass sich dein Rücken und dein Po hebt. Achte auf einen angespannten Bauch und Rücken. Verbleibe einige Sekunden in dieser Position und komme beim Ausatmen wieder zurück in die Rückenlage.

Wiederhole diese Übung fünf Mal, mache Pausen zwischen den Übungen.

Diese Übung trainiert deinen Rücken.

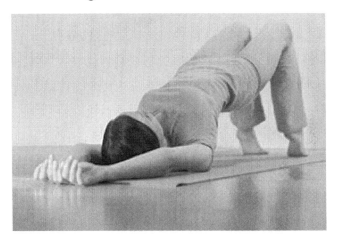

17. Utkatasana - Stuhl

Stelle dich aufrecht hin, deine Füße dicht zusammen. Senke deinen Po beim Ausatmen nach hinten, wie zum hinsetzen und strecke deine Arme mit aneinander liegenden Handflächen nach schräg vorne, sodass sie eine Verlängerung deines Rückens bilden. Kommen nach einigen Sekunden beim Einatmen wieder in die stehende Ausgangsposition.

Wiederhole diese Übung fünf Mal und achte darauf, dass du zwischen den Wiederholungen Pausen machst.

Diese Übung stärkt deinen Rücken, deine Beine und deinen Gleichgewichtssinn.

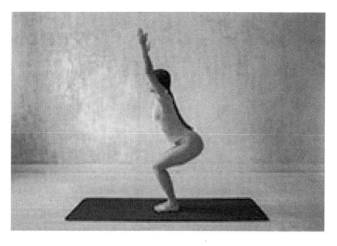

18. Natrajasana - Tänzer

Lege dich auf eine bequeme Unterlage in Rückenlage auf den Boden und strecke deinen linken Arm von deinem Körper weg. Führe dein linkes Knie beim Ausatmen über dein rechtes Bein und lege es auf dem Boden ab. Stütze dein Knie, wenn nötig, mit deiner rechten Hand. Verbleibe einige Sekunden ohne zu atmen in dieser Position und kehre beim Einatmen in deine Ausgangsposition zurück.

Wiederhole diese Übung für jede Körperseite fünf Mal. Mache Pausen zwischen den Wiederholungen.

Diese Übung dehnt deinen Rücken.

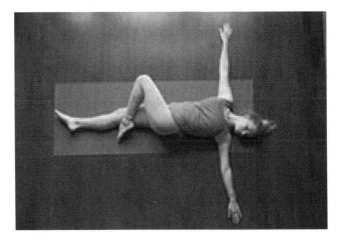

19. Virabhadrasana - Krieger

Stelle dich aufrecht hin mit etwa 90 cm voneinander entfernten Beinen. Führe deine Arme nach oben und lege deine Handflächen aneinander. Drehe deinen Oberkörper beim Ausatmen nach rechts, beuge dein rechtes Knie und richte deinen rechten Fuß nach rechts aus. Verharre in dieser Position und komme beim Einatmen wieder zurück in deine Ausgangsposition.

Wiederhole diese Übung für jede Körperseite fünf Mal und lege kleine Pausen zwischen deinen Übungen ein.

Diese Übung definiert vor allem deine Körpermitte.

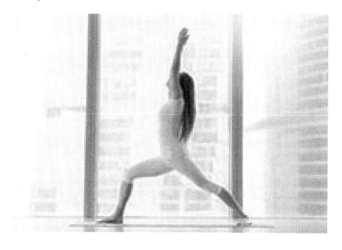

20. Virabhadrasana erweitert - Erweiterter Krieger

Verfahre wie bei der zuvor beschriebenen Übung mit dem Unterschied, dass du deine Arme nicht nach oben ausstreckst, sondern seitlich von deinem Körper weg mit den Handflächen zum Boden zeigend.

Wiederhole diese Übung für jede Körperseite fünf Mal und lege kleine Pausen zwischen deinen Übungen ein.

Diese Übung definiert vor allem deine Körpermitte.

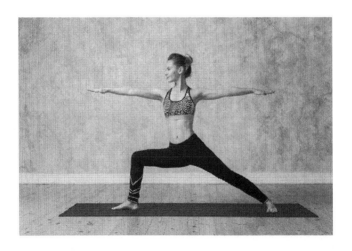

21. Virabhadrasana für Profis - Krieger für Profis

Stelle dich aufrecht hin und strecke deine Arme nach oben aus. Lasse nun beim Ausatmen deinen Oberkörper nach rechts absinken und dein linkes Bein nach oben kommen, sodass dein Oberkörper mit deinem linken Bein eine Parallele zum Boden bildet und in einer Linie steht. Verharre einige Sekunden in dieser Position und komme beim Ausatmen wieder in deine Ausgangsposition zurück.

Wiederhole diese Übung für jede Körperseite fünf Mal und achte auf kleine Pausen zwischen den Übungen.

Diese Übungen stärkt deinen Rücken optimal.

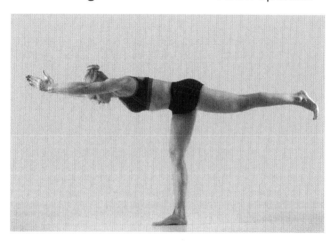

22. Sarpasana - Schlange

Begebe dich in Bauchlage auf den Boden. Halte die Hände mit den Handflächen zum Boden neben deinen Schultern. Drücke deinen Oberkörper beim Ausatmen hoch und beuge deinen Kopf nach hinten, währen du deine Beine beugst und in Richtung deines Kopfes führst. Komme nach einigen Sekunden beim Einatmen wieder auf den Boden zurück.Wiederhole diese Übung fünf Mal und achte auf kurze Pausen zwischen den Übungen.

Diese Übung öffnet und dehnt deinen Brustkorb und Rücken.

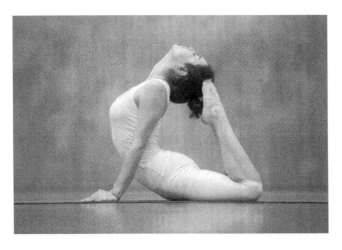

23. Namaskarasana auf dem Rücken - Gebetshaltung auf dem Rücken

Stelle dich aufrecht hin und führe deine Hände auf deinen Rücken. Halte die Handflächen aneinander für die Gebetshaltung. Verharre in dieser Position und folge dem Verlauf deines Atems.

Diese Übung dehnt und entspannt.

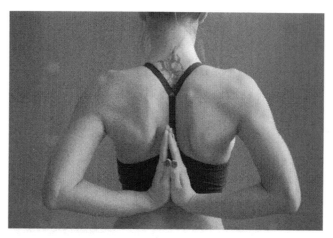

24. Ananda Balasana - Kind

Begebe dich in Rückenlage auf den Boden. Greife beim nächsten Ausatmen mit deinen Händen nach deinen Füßen, indem du deine gebeugten Beine nach oben streckst und sich deine Füße und Hände über deinem Bauch

treffen. Komme nach einigen Sekunden beim
Einatmen wieder in die Ausgangsposition zurück.

Wiederhole diese Übung fünf Mal.

Diese Übung entspannt und dehnt deinen
Rücken.

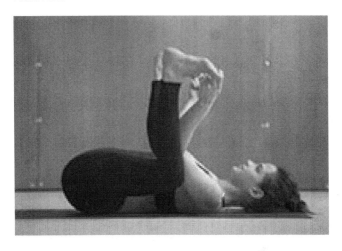

25. Karnapidasana - Knie-Ohr-Haltung

Lege dich flach auf den Boden und lege deine
Arme neben deinem Körper ab mit den
Handflächen zum Boden. Hebe beim nächsten
Ausatmen deine Beine und deinen unteren
Rückenbereich und nähere dich mit deinen
Knien deinen Ohren. Du kannst mit deinen
Armen deinen Rücken stützen. Idealerweise
kannst du deine Knie neben deinen Ohren auf

dem Boden ablegen. Halte diese Position einige Sekunden und komme beim Einatmen wieder in deine Ausgangsposition.

Wiederhole diese Übung fünf Mal und gönne dir Pausen zwischen den Wiederholungen.

Diese Übung dehnt deinen Rücken!.

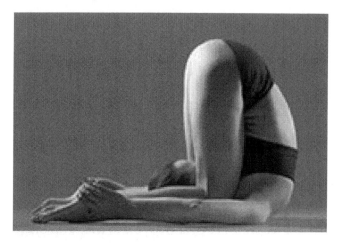

26. Kasyapasana - Kasyapa-Pose

Begebe dich in Rückenlage auf den Boden, rolle dich auf deine rechte Körperseite und stemme dich beim Ausatmen mit deinem rechten Arm hoch, sodass nur noch deine rechte Hand und dein rechter Fuß den Boden berühren. Stelle deine linke Fußfläche auf die Innenseite deines rechten Oberschenkels. Positioniere deine linke Hand an deiner Hüfte. Komme nach einigen

Sekunden beim Einatmen wieder in deine Ausgangsposition zurück.

Wiederhole diese Übung für jede Körperseite fünf Mal, achte auf Pausen zwischen den Übungen.

Diese Übung trainiert dein Gleichgewicht und deinen Rücken.

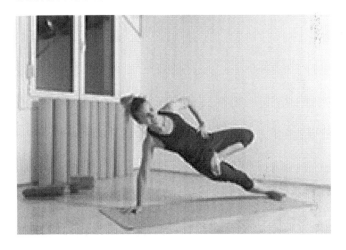

Übungen zum Entspannen

In diesem Kapitel lernst du all die wunderbaren Yoga-Übungen kennen, die dir helfen dich in deinem stressigen Alltag zu entspannen. Da Stress ein Auslöser für Krankheiten aller Art sein kann und auch seelisch belastend wirkt, kannst du durch diese Übungen deine Gesundheit ganzheitlich positiv beeinflussen.

Diese Übungen eignen sich auch für die Meditation. Wenn sich eine Position besonders angenehm anfühlt, kannst du sie gut als Meditationspose verwenden.

1. Advasana - Umgekehrte Totenstellung

Begebe dich in Bauchlage auf den Boden, strecke deine Arme nach vorne aus und drehe deine Handflächen zum Boden. Deine Stirn berührt den Boden. Atme ganz natürlich und entspanne jeden Muskel deines Körpers bewusst. Möglicherweise hilft es dir, wenn du dich auf das Kommen und Gehen deines Atems konzentrierst.

Diese Übung ist vor allem bei einem steifen Nacken oder nach einem Bandscheibenvorfall entspannend und wirkt regenerierend..

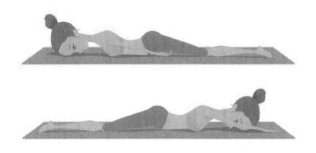

ADVASANA

2. Dandasana - Stabhaltung

Setze dich mit geradem Rücken auf den Boden und strecke deine Beine nach vorne aus. Halte deine Beine geschlossen. Positioniere deine Hände so, dass deine Handflächen auf dem Boden aufliegen und sich direkt neben deinem Körper befinden.

Falls diese Position dir Schmerzen in deinen Oberschenkeln bereiten sollte, lehne dich für diese Übung mit deinem Rücken gegen eine Wand.

Verharre einige Minuten in dieser Haltung und achte auf deinen Atem.

Diese Übung unterstützt deine Rückenmuskulatur und verbessert deine Haltung.

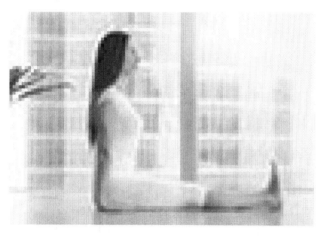

3. Shavasana - Totenstellung

Lege dich auf den Rücken und öffne deine Beine leicht, deine Arme liegen in einem kleinen Abstand zu deinem Körper ruhig auf dem Boden. Schließe nun deine Augen und entspanne dich bewusst. Es kann helfen, sich durch die

Konzentration auf den eigenen Atem leichter zu entspannen.

Diese Übung kannst du gut abschließend an dein Yoga-Training machen, da sie einen meditativen Charakter hat. Du kannst sie aber auch durchführen, wann immer du Ruhe benötigst oder dich zurück ziehen möchtest.

Durch die Entspannung können sich die Zellen deines Körpers leichter erneuern, dein Blutdruck senkt sich und sie fördert deine Konzentration..

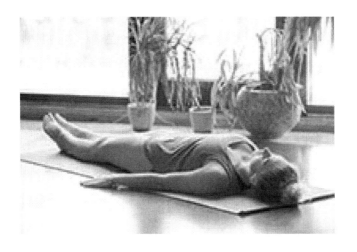

4. SalambaBhujangasana - Sphinx

Begebe dich für diese Übung erneut in die Bauchlage und strecke deinen Zehen weit nach unten aus. Deine Unterarme und Hände berühren den Boden. Hebe deinen Brustkorb, deine Schultern und deinen Kopf beim nächsten Einatmen hoch, indem du dich mit der Kraft deiner Arme vom Boden abdrückst. Achte darauf, dass dein Bauchnabel noch den Boden berührt. Dein Blick sollte nach vorne gerichtet sein. Halte diese Übung einige Sekunden und lasse dich dann beim Ausatmen wieder auf den Boden sinken.

Durch die Dehnung im Bauch wird deine Verdauung angeregt. Sie löst stressbedingte Spannungen und verbessert deine Durchblutung. Diese Übung öffnet deinen Brustkorb und stärkt deine Wirbelsäule.

5. Sukhasana - Bequemer Sitz

Diese Haltung ist eine beliebte Meditationshaltung. Setze dich im Schneidersitz auf den Boden und halte deinen Rücken gerade. Lege deine Hände mit den Handflächen auf deine Knie und forme mit deinem Daumen und deinem Zeigefinger einen Kreis, indem du sich deine Fingerspitzen berühren lässt. Diese Fingerhaltung wird Mudra genannt. Ob du deine Augen offen oder geschlossen hältst, entscheidest du je nach dem, wie du dich besser entspannen kannst.

Diese Übung entspannt.

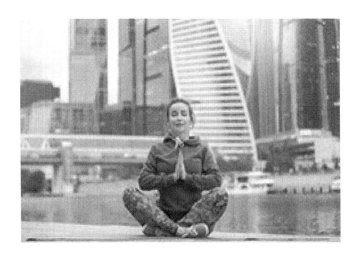

6. Makarasana - Krokodil

Begebe dich in Bauchlage. Richte deinen Oberkörper auf, indem du deinen Kopf auf deine Hände stützt und deine Ellbogen auf dem Boden positionierst.

Auch diese Übung hilft dir dich ruhiger zu fühlen und Stress abzubauen. Du kannst durch die Makarasana-Übung deine Bauchatmung vertiefen und sie ist ideal bei Rückenleiden.

Achte bei dieser Übung darauf, ob sie bei dir Schmerzen im Rückenbereich verursacht. Falls dies der Fall ist, solltest du diese Übung meiden.

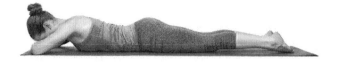

7. Gomukhasana - Kuhgesicht

Setze dich mit ausgestreckten Beinen auf den Boden. Halte deinen Rücken grade und lege deine Hände auf deine Oberschenkel. Schiebe deinen rechten Fuß unter deinem linken Knie durch und positioniere ihn neben deiner linken Hüfte. Dein rechter Fuß sollte neben deiner linken Hüftseite liegen.

Führe beim nächsten Einatmen deinen rechten Arm über deinen Kopf und lege ihn auf deinen Rücken. Deine Handfläche zeigt nach innen zu deinem Körper. Atme aus und versuche deine Hand noch etwas weiter an deinem Rücken hinunter wandern zu lassen.

Beim nächsten Einatmen führst du deinen linken Arm von unten her auf deinen Rücken, sodass sich deine Hände an deinem Rücken berühren.

Verharre bis zu zwei Minuten in dieser Position und spüre die Dehnung deines Körpers. Komme dann in deine Ausgangsposition zurück und wiederhole die Übung mit der anderen Körperseite.

Diese Übung hat einen unglaublich positiven Effekt auf deine Psyche, sie reduziert Stress und Unruhe. Sie kann dir auch einen Energieschub geben, wenn du dich müde und abgeschlagen fühlst.

Durch die Dehnung deines gesamten Körpers verbesserst du deine Körperhaltung nachhaltig.

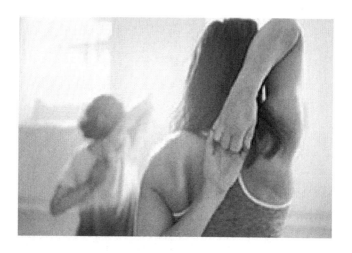

8. Garudasana - Sitzender Adler

Setze dich aufrecht hin und verfahre wie bei der vorherigen Übung: Halte deinen Rücken grade und lege deine Hände auf deine Oberschenkel. Schiebe deinen rechten Fuß unter deinem linken Knie durch und positioniere ihn neben deiner linken Hüfte. Dein rechter Fuß sollte neben deiner linken Hüftseite liegen.

Strecke nun deine Arme aus und lege den linken Arm über den rechten. Deine Arme sollten sich ein Stück weit über deinen Ellbogen kreuzen. Beuge nun deine beiden Arme und lege die Handflächen so ineinander, dass dein rechter Handrücken auf deiner linken Handinnenfläche liegt. Deine Arme sollten sich ein einem 90-Grad-Winkel zu deinem Oberkörper befinden. Wenn du die Dehnung intensiver gestalten möchtest, hebe deinen Ellenbogen etwas an.

Versuche deinen Atem in den Bereich zwischen deinen beiden Schulterblättern zu lenken.

Diese Übung dehnt vor allem deine obere Rückenmuskulatur und deine Nackenmuskeln.

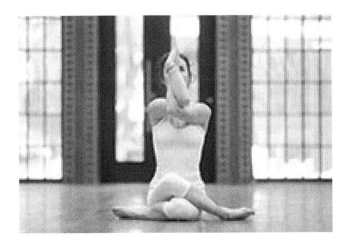

9. JatharaParivartaranasana - Taillendrehung im Liegen

Lege dich flach auf den Rücken. Beuge deine Beine und lege sie auf der rechten Seite ab. Strecke deine Arme seitlich vom Körper weg und drehe deinen Kopf nach links.

Bleibe eine Minute in dieser Position und achte darauf, dass sich dein Rücken nicht vom Boden abhebt. Wiederhole diese Übung danach auf deiner anderen Körperseite.

Diese Übung dehnt deinen Körper und entspannt somit deine Muskeln. So kannst du Stress und Unruhe abbauen. Außerdem verbessert diese Übung durch die Dehnung deines Bauches auch deine Verdauung.

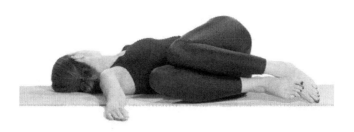

10. Padmasana - Lotusstiz

Diese Übung ist der vorherigen sehr ähnlich und wird Lotussitz genannt. Sie gehört zu den klassischen Meditationshaltungen und ist recht bekannt.

Diese Übung ist vor allem für Fortgeschrittene gut geeignet, da sie für längere Meditationen den Rücken optimal stabilisiert, sie aber einen hohen Grad an Training voraussetzt.

Setze dich auf den Boden und lege deine Füße durch das Überkreuzen deiner Beine auf deinen Oberschenkeln ab. Diese Position ist dem Schneidersitz ähnlich. Deine Knie sollten den Boden ohne Anspannung oder Mühe berühren und dein Rücken sollte entspannt grade sein. Lege deine Zunge an deinen Gaumen. Lasse deine Schultern etwas nach hinten fallen. Lege deine Hände mit den Handrücken auf deine Knie und bringe deine Finger in Mudra-Position.

Diese Übung verbessert deine Verdauung, deine Durchblutung und deine Konzentration.

Achte darauf, dass du bei dieser Übung keine Schmerzen empfindest. Vor allem wenn du Probleme mit deinen Knien oder deinem Ischias hast, solltest du diese Übung meiden.

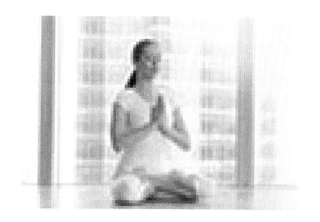

11. Ardha Padmasana - Halber Lotus

Diese Übung ist die vereinfachte Version der Padmasana-Übung.

Begebe dich auf den Boden, lege einen Fuß auf dem gegenüberliegenden Oberschenkel ab. Positioniere deinen anderen Fuß so, dass die Fußfläche die Innenseite des gegenüberliegenden Oberschenkels berührt.

Diese Übung wirkt entspannend.

12. AshvaSanchalanasana - Tiefer Aufallschritt

Stelle dich aufrecht hin und mache einen Ausfallschritt nach vorne. Lasse dich beim Ausatmen mit deinem Oberkörper nach unten sinken, bis dein Knie deines vorderen Beins fast den Boden berührt. Strecke beim Einatmen deinen Kopf nach hinten aus und verharre einige Sekunden in dieser Position, bevor du beim nächsten Ausatmen wieder in deine Ausgangsposition zurück kommst und die Übung mit der anderen Körperseite wiederholst.

Diese Übung öffnet deinen Brustkorb.

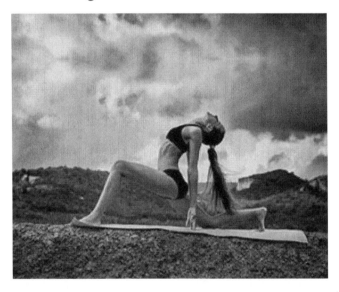

13. Padahastasana - Stehende Vorwärtsbeuge

Stelle dich aufrecht hin. Kippe beim nächsten Ausatmen deinen Oberkörper nach unten, bis deine Hände den Boden berühren. Verharre einige Sekunden in dieser Position und komme beim nächsten Einatmen wieder in deine Ausgangsposition.

Eine tolle Übung zum Dehnen!

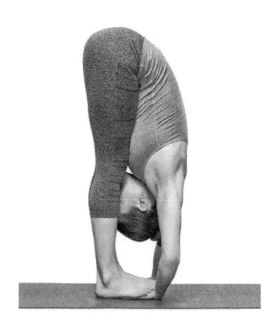

14. AshtangaNamaskara - 8-Punkte-Haltung

Begebe dich in die Bauchlage und verändere deine Haltung beim nächsten Ausatmen so, dass nur noch deine Knie, Füße, Brust, Hände und Kinn den Boden berühren. Dein Körper bildet eine Wellenlinie. Dein Po und dein Bauch sind dabei angehoben.

Halte diese Position, bevor du beim nächsten Einatmen wieder nach oben kommst.

Diese Übung dehnt deinen Rücken.

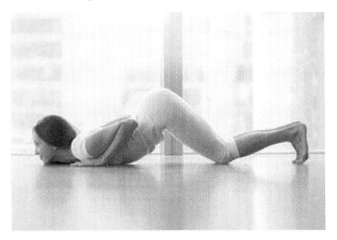

15. Pranamasana - Gebetshaltung

Stelle dich aufrecht hin und falte deine Hände vor deiner Brust. Atme tief ein und entspanne dich. Achte auf deinen Atem und halte deinen Rücken gerade.

Verbleibe in dieser Übung, solange wie es für dich angenehm ist.

Diese Übung entspannt dich.

16. AdhoMukhaSvanasana - Herabschauender Hund

Stelle dich aufrecht hin und lasse beim nächsten Ausatmen deinen Oberkörper herabsinken, sodass deine Arme in einiger Entfernung zu deinen Füßen auf dem Boden aufkommen. Deine Handflächen und Fußflächen sollten deinen Boden berühren. Dein Körper bildet nun ein Dreieck. Schiebe deinen Po mit der Kraft deiner Arme Richtung Decke und verharre einige Sekunden in dieser Position. Komme beim Einatmen mit den Knien auf den Boden und dann wieder in deine Ausgangsposition.

Diese Übung entspannt und dehnt.

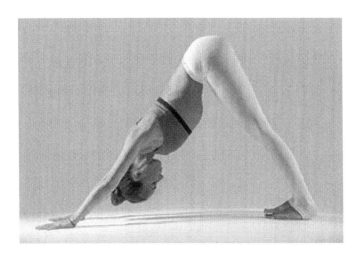

17. HastaUttanasana - Gestreckte Berghaltung

Stelle dich aufrecht hin und strecke deine Arme weit über deinen Kopf nach oben. Beuge dich beim nächsten Einatmen mit deinem Oberkörper nach hinten. Komme beim Ausatmen wieder in deine Ausgangsposition.

Wiederhole diese Übung beliebig oft.

Diese Übung öffnet deinen Brustkorb.

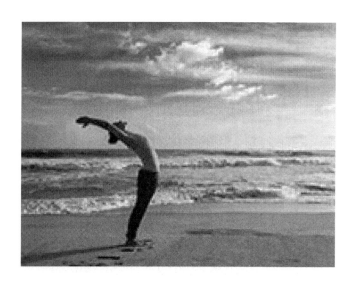

18. Parsvottanasana - Pyramide

Stelle dich aufrecht hin, deine Füße sollten 90 cm voneinander entfernt stehen. Führe deine Hände auf den Rücken und halte deine Hände in der Gebetshaltung mit aneinander liegenden Handflächen auf deinem Rücken. Beuge dich beim Ausatmen mit deinem Oberkörper auf deinen rechten Oberschenkel, verharre so und komme beim Einatmen wieder nach oben.

Wiederhole diese Übung für jede Körperseite fünf Mal und lege zwischendrin Pausen ein.

Diese Übung dehnt deine Beine und deinen Rücken.

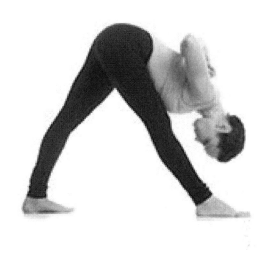

19. ArdhaChandrasana - Halbmondpose

Stelle dich aufrecht hin und strecke deine Arme seitlich von deinem Körper ab, sodass sie parallel zum Boden stehen. Beim nächsten Ausatmen kippst du deinen Körper zur rechten Seite, indem du dein linkes Bein so anhebst, dass es parallel zum Boden steht. Dein rechter Arm und dein rechtes Bein stehen nun parallel zueinander. Richte deinen Blick während du die Position für einige Sekunden hältst zur Decke. Komme beim Einatmen wieder in deine Ausgangsposition.

Wiederhole diese Übung für jede Körperseite fünf Mal. Mache zwischen den Übungen kurze Pausen.

Du trainierst hier vor allem deine Rumpf- und Rückenmuskulatur, sowie deinen Gleichgewichtssinn.

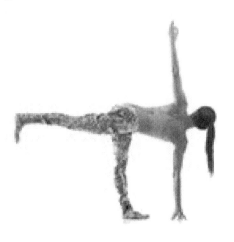

20. Pranayama - Tiefe Atmung

Pranayama bezeichnet die bewusste Vertiefung deiner Atmung. Durch diese Übung kannst du dich optimal entspannen und deine Achtsamkeit üben. Kombiniere diese Übung mit einer für dich angenehmen sitzenden Position, zum Beispiel der nächsten, BaddhaKonasana.

Achte genau darauf, den Weg deines Atems bewusst wahrzunehmen und nichts anderes. Versuche tief- und auszuatmen und den Fokus deiner Achtsamkeit nur auf deinen Atem zu richten.

Diese Übung entschleunigt dich.

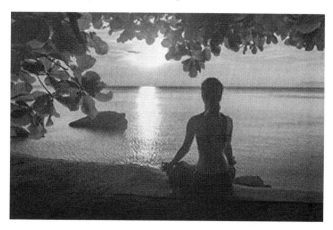

21. BaddhaKonasana - Schustersitz

Setze dich aufrecht auf den Boden und führe deine Fußsohlen zusammen, indem du deine Beine beugst. Achte darauf, dass deine Knie den Boden berühren. Deine Knie und Po bilden ein Dreieck. Lege deine Hände auf deinen Oberschenkeln ab

Achte nun fünf Minuten lang auf deinen Atem und lasse die Anspannung von dir abfallen.

Diese Übung entspannt.

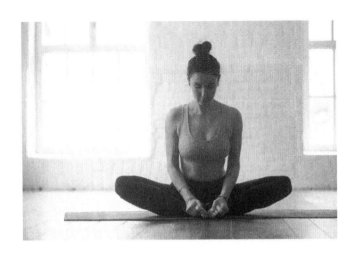

22. SuptaBaddhaKonasana - Liegender
Schustersitz

Setze dich wieder aufrecht auf den Boden, führe
deine Fußsohlen so zusammen, dass deine Knie
und dein Po ein Dreieck bilden und deine Beine
den Boden berühren. Bewege deinen
Oberkörper nun langsam nach hinten, bis du auf
dem Boden liegst.

Achte in dieser Position fünf Minuten lang auf
deinen Atem und spüre die Dehnung.

Diese Übung entspannt.

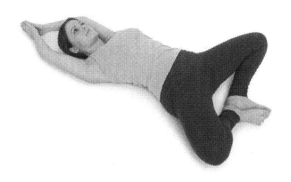

23. Sarvangasana - Schulterstand

Lege dich mit deinem Rücken auf den Boden und hebe beim Ausatmen deine Beine und deinen unteren Rücken, stütze deinen Rücken eventuell mit deinen Händen, bis nur noch dein Kopf, deine Oberarme und deine Schultern den Boden berühren und deine Beine senkrecht nach oben zeigen. Verharre kurz in dieser Position und rolle dich beim Einatmen langsam wieder ab, zurück auf den Boden.

Wiederhole diese Übung fünf Mal und achte auf kurze Pausen zwischen den Übungen.

Diese Übung beruhigt und dehnt.

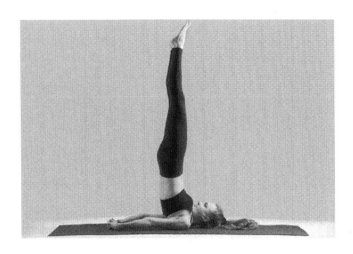

24. ViparitaKarani - Halbe Umkehrhaltung

Begebe dich in Rückenlage auf den Boden und positioniere ein gerolltes Handtuch oder deine Hände unter deinem unterem Rücken. Führe beim Ausatmen deine Beine senkrecht nach oben, verharre so und lege deine Beine beim Einatmen wieder auf dem Boden ab.

Wiederhole diese Übung fünf Mal und lege kurze Pausen zwischen den Wiederholungen ein.

Diese Übung öffnet deinen Rücken.

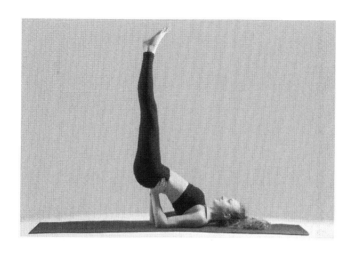

25. Sirsasana - Kopfstand

Knie dich auf den Boden und beuge deinen Oberkörper nach unten, sodass dein Kopf auf dem Boden aufliegt. Lege deine Hände an deinen Hinterkopf und falte deine Hände. Deine Unterarme liegen auf dem Boden auf in einem 45-Grad-Winkel zu deinem Körper. Um in den Kopfstand zu kommen hebe nun dein Gesäß und bewege deine Zehen in die Richtung deines Gesichts, bis du deine Beine nach oben Richtung der Decke ausstrecken kannst. Halte diese Position einige Sekunden und rolle dich dann langsam wieder ab.

Wiederhole diese Übung fünf Mal, ruhe dich zwischen den Übungen aus.

Diese Übung dehnt deinen Rücken und wirkt entspannend.

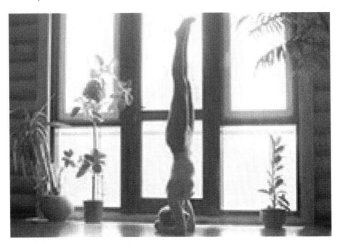

26. Nadi shodhana - Nasenatmung

Dies ist die wechselseitige Nasenatmung. Setze dich in eine für dich angenehme sitzende Position und beobachte deinen Atem für einige Zeit. Halte nun für die Zeit eines ein- und Ausatmens deine Nasenlöcher abwechselnd zu. Mache dies bis zu zehn Mal.

Durch diese Atemübung kannst du dich tief entspannen.

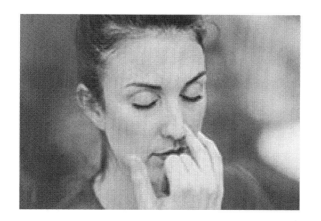

Kapitel 4: Yoga Flow

Der Sonnengruß

SuryaNamaskara

Dies ist wohl die berühmteste Yoga-Übung, und das zu Recht! Auf Deutsch nennt man sie "Der Sonnengruß".

Diese Übung reduziert Stress, fördert die Gewichtsabnahme und definiert ihre Muskeln optimal. Die Übung SuryaNamaskara hat einen unglaublich positiven Effekt auf deine Gesundheit. Durch sie können Rückenschmerzen und sogar Depressionen gelindert werden. Auch in wissenschaftlichen Studien wurden die positiven Auswirkungen dieser Übung bestätigt.

Der metaphysische Aspekt dieser Übung ist das Ehren des lebensspendenden Sonnenlichts.

Sie ist eine Kombination aus einigen Übungen, die du in diesem Buch bereits gesehen hast. Führe den Sonnengruß morgens aus, um perfekt in den Tag zu starten.

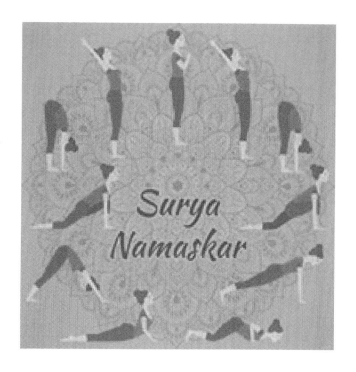

- **Position 1:** Aufrechter Stand (Tadasana)

Ganz gerade stehen, lange Wirbelsäule, Spannung in den Armen, tiefer Atem.

- **Position 2**: einatmen – Arme heben

Handflächen über dem Kopf zueinander, Blick nach oben zu den Daumen, Kehle und Brustkorb öffnen sich

- **Position 3**: Ausatmen – Hände zu den Füßen (Padahastasana)

nach vorne beugen, den Rumpf sinken lassen und die Hand(flächen) neben den Füßen ablegen. Beine gestreckt oder leicht gebeugt

- **Position 4**: Einatmen – Tiefer Ausfallschritt

ein Bein nach hinten, Fingerspitzen und Fußspitzen des vorderen Fußes in einer Linie. Das vordere Knie ist über dem Fußgelenk und Nacken bleibt entspannt. Die Schultern ziehen nach unten, Brustkorb und Herz öffnen sich.

- **Position 5**: Einatmen – schiefe Ebene / Bretthaltung

Schultern über die Hände, gestreckte Arme, fester Bauch und Rücken, Spannung im ganzen Körper

- **Position 6**: Ausatmen – AshtangaNamaskara

- **Knie, Brust, Stirn am Boden ablegen

- **Position 7**: Einatmen (Kobra)

Becken ablegen, Gesäß anspannen, den Beckenboden kräftig kontrahieren und den Rumpf leicht aufrichten

- **Position 8**: Ausatmen

- Nach unten schauender Hund (AdhoMukhaSvanasana)

Zweiter Fuß nach hinten, Füße hüftbreit auseinander, die Fersen Richtung Boden, die Finder vorne gespreizt, die Sitzhöcker ziehen nach oben, Beine und Arme gestreckt, Kopf locker, Schultern von den Ohren wegziehen, langer Rücken

- **Position 9**: Einatmen – Tiefer Ausfallschritt

Ein Bein nach vorne schwingen zwischen die Hände wie Position 4.

- **Position 10**: Ausatmen – Hände zu den Füßen (PadaHastasana) nach vorne beugen, den Rumpf sinken lassen und die Hand(flächen) neben den Füßen ablegen. Beine gestreckt oder leicht gebeugt

- **Position 11**: Einatmen – langsam nach oben kommen Mit gestreckten Armen nach oben kommen, kurz nach hinten überstrecken und zurück zur Berghaltung (Tadasana), gerader Stand.

Kapitel 5: Die Meditation

Oftmals wird Yoga mit einer anschließenden Meditation kombiniert. Auch die Meditation hat unglaublich viele durch Studien bewiesene positive Effekte auf deinen Körper und deinen Geist.

Durch Meditation kannst du Stress abbauen, Depressionen reduzieren und deine Konzentration fördern.

Setzte dich entspannt in den Schneidersitz auf den Boden. Falls es für dich bequemer ist, setze dich auf ein Kissen. Halte deinen Rücken grade. Du musst für dich selbst herausfinden, ob du deine Augen während der Meditation geschlossen oder offen halten möchtest. Lege deine Hände mit der Handinnenfläche nach oben oder unten auf deine Knie oder lege sie übereinander mit den Handflächen nach oben auf deine Füße.

In dem Kapitel über die verschiedenen Übungen zur Entspannung findest du einige Positionen, die sich gut zum Meditieren eignen.

Atme ein paar Mal tief ein und aus, spüre das Gewicht deines Körpers auf dem Boden. Verändere nichts, stelle einfach nur fest, wie du dich in diesem Moment innerlich und äußerlich fühlst. Konzentriere dich auf deinen Atem und folge seinem weg in und aus deinem Körper heraus. Beeinflusse deinen Atem nicht, sondern beobachte ihn lediglich.

Wenn du von deinen Gedanken abgelenkt wirst, komme wieder zurück zu deinem Atem und konzentriere dich erneut auf ihn.

Praktiziere dies täglich für fünf Minuten oder mehr und erlebe selbst, wie du schon nach einigen Tagen gelassener, glücklicher und in dir ruhender bist.

Schlusswort

Vielen Dank für dein Interesse an meinem Buch!

Ich hoffe, du konntest durch die in diesem Buch präsentierten Informationen über die Geschichte, die Arten und das Wirken von Yoga ein besseres Verständnis für Yoga entwickeln. Du hast durch dein neu erworbenes Wissen die Möglichkeit mehr Glück, Zufriedenheit und Freude in dein Leben zu bringen. Außerdem körperliche Fitness und eine definiertere Figur.

Vielleicht hast du die Yoga-Übungen schon in deinen Alltag etabliert und konntest bereits von den positiven Effekten profitieren.

Ich wünsche dir, dass Yoga dir dabei hilft deinen Stress zu reduzieren, deine körperliche Fitness zu steigern und ein achtsameres Leben zu führen.

MEDITATION LERNEN

Lieber Leser,

plagen Dich die Sorgen des Alltags? Verlierst Du Dich in Deinen Ängsten und spürst kaum noch das echte Leben? Mangelt es Dir an Kreativität und inneren Frieden, um die wirklich wichtigen Dinge des Lebens anzugehen?

Damit bist Du nicht alleine. In der Tat geht es sogar sehr vielen Menschen hier im Westen ebenso. Wir hetzen von Termin zu Termin und sorgen uns um Pünktlichkeit. Wir laufen immer schneller und wollen ein Rennen gewinnen, auf das wir uns selbst nie bewusst eingelassen haben.

Und wir sind nicht glücklich damit ...

Dieses Buch wird Dir nicht nur die vielen Vorteile und die Entstehungsweise der Meditation nahebringen, Du lernst außerdem die verschiedenen Formen und Abwandlungen verschiedener Meditationsarten kennen, so dass Du noch heute mit Deiner neuen Gewohnheit starten kannst.

Du lernst:

- neueste wissenschaftliche Entdeckungen

- die häufigsten Mythen und Fragen rund um das Thema Meditation

- Sechs Meditationstechniken kennen

- Tipps und Konzepte, die einen guten Start in die Meditationspraxis garantieren

- Stress effektiv abzubauen

- Jung und gesund zu bleiben

- die Beziehungen zu Deinen Mitmenschen zu verbessern

- seelische und körperliche Schmerzen zu beseitigen

- Selbstbewusstsein zu stärken

Kapitel 1

Meditation und ihre unglaublichen Vorteile

Meditation ist die Kunst, sich auf einen einzigen Punkt, eine Idee, ein Wort, zu konzentrieren. Damit wird die Entspannung von Geist und Körper bezweckt. Die meisten Arten der Meditation kommen aus religiösen Traditionen. Dies macht Meditation zu einer von vielen Kulturen und in jedem Zeitalter ausgeübten Praxis. In Indien befassten sich Yogis schon vor 5000 Jahren damit, durch Meditation zu einer höheren Stufe des Bewusstseins zu gelangen. Es gibt vielerlei Methoden, durch die man einen meditativen Zustand erreicht: Atemübungen, Sinneserfahrung, Mantras, etc.Heute gibt es mehr Arten der Meditation, als je zuvor. Die Auswahl ist daher überwältigend groß. Doch warum sollte man überhaupt meditieren? Und wer meditiert heutzutage?

Obwohl die Menschheit schon vor tausenden von Jahren die positiven Auswirkungen der Mediation auf das spirituelle, sowie körperliche Wohlbefinden erkannt hat, befassen sich Forscher erst seit kurzer Zeit damit, die eigentlichen Effekte der Meditation wissenschaftlich zu überprüfen. Unzählige

Studien bringen Nachweise für ein großes Spektrum an gesundheitlichen Vorteilen. Bei Testpersonen wurden folgende Veränderungen festgestellt:

- Stärkung der Abwehrkräfte

- Regulierung des Herzrhythmus und Blutdrucks

- Senkung des Cholesterinspiegels

- Verlangsamung des Alterungsprozesses

- Vorbeugung des Wachstums von Krebszellen

- Milderung der Menstruationsbeschwerden und des Übergangs in die Wechseljahre

- Heilung chronischer Schmerzen

Doch die Veränderungen erweitern sich zudem auch auf die psychische Ebene. Nachgewiesene Verbesserungen in der mentalen Gesundheit sind unter anderem:

- mehr Optimismus, Gelassenheit und Achtsamkeit

- Vorbeugung von Essstörungen

- Heilung von Schlafstörungen

- mehr Empathie und Nächstenliebe

- Heilung von Depressionen und Angststörungen

- mehr Selbstbewusstsein

- weniger impulsives Verhalten und Ungeduld

- verbesserter Umgang mit Ablehnung

- höhere Schmerztoleranz sowohl körperlich, als auch seelisch

Viele Psychologen und Psychotherapeuten raten ihren Patienten, mit Meditation anzufangen. Alternativ werden sogar Meditationssitzungen direkt von Therapeuten angeboten.

Nicht nur spielt Meditation eine wesentliche Rolle beim körperlichen und emotionalen Wohlbefinden, sondern macht auch klüger. Weil alle Arten von Meditation in ihrer Basis das Trainieren der Achtsamkeit beinhalten, kommt dies mit der Verbesserung mentaler Funktionen einher:

- Konzentrationsvermögen

- Kurzzeit- und Langzeitgedächtnis

- Kreativität

- Problemlösung und Zeitmanagement

- zielorientiertes Denken

Nicht zuletzt verändert Meditation sogar die Größe des Gehirns. Studien zeigten, dass sich die graue Materie in den Regionen, die mit Lernkapazität, Gedächtnis und Verarbeitung von Emotionen assoziiert sind, verdichtete. Gleichzeitig verliert die für Depressionen, Angststörungen und Aggressivität zuständige graue Materie an Masse.

Achtsamkeit ist das Kernprinzip der Meditation, doch fangen Menschen aus verschiedensten Gründen an, zu meditieren. Früher war Meditation an bestimmten religiösen Glauben geknüpft. Man bestrebte die Erreichung eines höheren Bewusstseinszustandes. Dr. Richard J. Davidson, Professor für Psychologie und Psychiatrie an der University Wisconsin-Madison, beobachtete, dass heutzutage immer mehr Menschen nach der heilenden Hand der Meditation greifen, jedoch nicht aus religiösen Zwecken. Vielmehr sind sie auf der Suche nach Gesundheit und sehnen sich zugleich nach innerer Ruhe, Versöhnung und Gelassenheit inmitten des hektischen Alltags.

Kapitel 2

Meditation heute

Wir leben in einer stressigen Welt, sind ständig in Eile und werden von Nachrichten, Werbungen und vielen Reizen bombardiert. Die Last wird immer größer, wir verfangen uns in dem Wirbel und verlieren unser Selbstgefühl. Laut dem Statistischen Bundesamt kommen über eine Million Deutsche jährlich ins Krankenhaus als Folge einer oder mehrerer psychischer Störungen. Darunter steht Depression als erste auf der Liste, gefolgt von Angststörungen und psychischen Verhaltensstörungen durch Alkohol.

Neuere Formen der Meditation befassen sich damit, Praktizierenden zu helfen, den Weg zu sich zurückzufinden, zu lernen, den Alltagsstress effektiv abzubauen und die Gesundheit aufrechtzuerhalten.

Willst Du Deine Probleme selbst lösen und Dich nicht von kostspieligen Medikamenten-Cocktails abhängig machen? Möchtest Du Deine Lebensenergie, Gelassenheit und natürliche Ausstrahlung zurückgewinnen? Wünschst Du Dir mehr Verständnis gegenüber Deinen

Mitmenschen zu haben? Dann mach Dich auf eine große Veränderung bereit!

Die 5 häufigsten Ausreden

Viele Menschen haben aus unterschiedlichen Gründen einige Bedenken oder sogar Angst, mit Meditation anzufangen. Das ist normal, weil das Wort 'Veränderung' für die meisten von uns, wenn auch unbewusst, ein erschreckender Gedanke ist. Veränderung bringt Ungewissheit und Hinterfragung des jetzigen Zustandes mit sich. Es verlangt eine Konfrontation mit dem Selbst. Viele von uns tun alles, um dieser konfliktreichen Situation zu entkommen und sind sehr kreativ, sich Gründe auszudenken, um ja nicht die kleinste Veränderung im Leben zu unterfangen. Diese Ängste und Bedenken bezeichne ich als *Ausreden*.

1. *„Mir fehlt die Zeit."*

Zeit gibt es immer, kommt nur darauf an, ob Du die Entscheidung triffst, einen Bruchteil davon in Dein Wohlbefinden zu investieren. Eine effektive Meditation muss schließlich nicht stundenlang dauern. Eine fünf-minütige Meditation kann bereits einen wesentlichen Unterschied machen.

2. *„Ich werde sowieso alles falsch machen."*

Hier gibt es endlich etwas, wo Du nichts falsch machen kannst! Dein Rhythmus und Dein Stil sind alleine Dir überlassen. Es gibt kein Finger, der auf Dich zeigt und Dich wegen Deiner schlechten Leistung schmähen wird. Meditation ist kein Wettbewerb!

3. *„Ich habe keine Disziplin."*

Zunächst einmal sollten wir uns vom Wort „Disziplin" verabschieden. Ist das Trinken von Kaffee am Morgen eine Frage der Disziplin? Oder den Müll hinausbringen? Nein. Es sind essenzielle Dinge, die einen bestimmen Nutzen haben. Ein Kaffeetrinker wird nicht auf sein geliebtes Heißgetränk verzichten, wenn er einen produktiven Tag plant. Zugleich bringt man den Müll hinaus, weil er sonst überläuft und weil man einen schlechten Geruch in der Küche vermeiden will. So verhält es sich auch bei der Meditation. Es ist eine Frage der spirituellen Hygiene und des allgemeinen Wohlbefindens. Nichts spricht dagegen, sich aus Meditation eine disziplinierte Routine zu machen. Im Gegenteil, über die Vorteile des regelmäßigen Meditierens gibt es keine Zweifel. Doch wer mal einen Tag übersprungen hat, sollte sich keine ernsten Vorwürfe machen!

4. *„Ich habe Angst, mich mit meinen Gedanken zu konfrontieren."*

Eine sehr häufige Ausrede. Das liegt auch daran, dass sich fast jeder mit seiner Vergangenheit verbunden fühlt. In dieser Welt der Ungewissheit ist die Vergangenheit schließlich unser sicherstes Eigentum. Nichts ist falsch daran, an erfüllenden Momenten im Lebenslauf festzuhalten. Das Problem entsteht jedoch, wenn sich negative Gedanken festhängen. Ein indischer Guru sagte einst mit Humor: „Würde ich sagen, ich habe Angst, mich mit meinen Gedanken zu konfrontieren, wäre das genauso, als würde ich sagen, ich wolle nicht auf Toilette gehen, weil ich Angst vor dem Geruch habe, den ich erzeuge."

5. *„Meine Gedanken sind zu zerstreut. Ich kann mich auf nichts konzentrieren."*

Das Herumirren der Gedanken während einer Meditationssitzung ist ein Zeichen, dass alles gut klappt. Die ersten Meditationsversuche sind nahezu unerträglich, aber sie sind die nötigen Schritte. Nach und nach wirst Du selbst überrascht sein, mit welcher Leichtigkeit Du Dich von Deinen wimmelnden Gedanken abkoppeln kannst.

Häufige Fragen und Missverständnisse

„Ist Meditation nur für ältere Leute?"

Nein. Immer mehr junge Menschen meditieren aus eigener Initiative oder es wird ihnen von Fachleuten empfohlen. Vor allem in dieser Altersgruppe ist das Risiko für Depressionen, Burnout, Angst- und Schlafstörungen besonders hoch.

„Meditation heißt, vor seinen Problemen wegzulaufen"

Falsch. Meditation heißt, zu lernen, wie man Probleme besser lösen kann. Nicht nur verbessert Meditation die kognitiven Funktionen, sondern beseitigt Stress und hilft dabei, Lösungen für Probleme viel schneller zu finden.

„Was wird meine Familie, mein/e Partner/in von mir halten?"

Keine Sorge, wenn ihnen Dein Wohlbefinden wichtig ist, können sie sich für Dich nur freuen, wenn Du Deine wunderbare Ausstrahlung und innere Ruhe zurückgewonnen hast.

„Es wird bestimmt Jahre dauern, bis ich eine Veränderung verspüre."

Falsch. Schon beim ersten Mal wirst Du eine Veränderung, wenn auch nur minimal, wahrnehmen. Fange klein an und lass Dich von den ‚Profis‘ nicht einschüchtern!

„Ist Meditation religionswidrig?"

Überhaupt nicht. Wenn Du einer großen Weltreligion wie Christentum oder Islam angehörst, hast aber Sorgen, dass durch Meditation ein Widerspruch mit Deinem Glauben entsteht, dann hast Du kein Grund zur Sorge. Viele christliche Gruppen entwickeln ihre eigenen Techniken und Konzepte der Meditation. Zugleich ist Meditation im Islam zweifellos erlaubt und im Sinne von Selbstprüfung und Achtsamkeit sogar empfohlen.

Kapitel 3

Die 6 beliebtesten Meditationsarten

Hier ist ein Überblick der sechs beliebtesten Techniken. Diese sind in *traditionelle* und *moderne* Meditationsarten aufgeteilt. Sie ermöglichen einen leichten und zugänglichen Einstieg in die Praxis.

Traditionelle Meditation

Die Zen-Schule – wer es trocken mag.

Diese japanische Technik wird auf dem Boden in der Lotus- oder Halblotus-Stellung oder einfach auf einem Stuhl im Sitzen ausgeübt. Das Wichtigste dabei ist, den Rücken gerade zu halten. Im Zen gibt es zwei Techniken. Bei der ersten nimmst Du Deine Atmung wahr und spürst, wie die Luft Deine Nasenlöcher und Deine Brust bewegt. Lass die Bewegung natürlich verlaufen. Jeden Atemzug zählst Du, mit der Zahl 10 beginnend. Dann neun, acht und so weiter. Sobald Du bei eins ankommst, kehrst du zurück zur 10. Wiederhole diesen Kreis. Falls Du vergisst, wo Du geblieben bist, gehe einfach zurück zur 10 und fange erneut an. In der zweiten Zen-Technik wird kein spezifischer Referenzpunkt benutzt. Man versucht dabei nur, die Seele im jetzigen Moment zu behalten. Während Dir zahlreiche Gedanken durch den Kopf strömen, versuche, so lange wie möglich im Hier und Jetzt zu verweilen.

Vipassana-Meditation – allumfassende Wahrnehmung.

Die Vipassana-Praxis ist über 2500 Jahre alt und hat ihre Wurzeln im Theravada-Buddhismus. Ziel ist es, Deine Konzentration zu trainieren und Dir über das Wesen Deines Körpers und Deiner Seele bewusst zu werden. Setz Dich im Schneidersitz auf den Boden und halte den Rücken gerade. Die Aufmerksamkeit richtet sich gänzlich auf die Atmung. Du spürst, wie die Luft Deine Brust und Deinen Bauch sanft bewegt. Du nimmst die Reize in Deinem Umkreis wahr, verweilst darin und kehrst Deine Aufmerksamkeit zurück auf die Atmung. Du beobachtest Deine Gefühle und Gedanken. Gebe jedem davon eine Definition, sobald sie auftreten. Dies wird als „Notiz nehmen" bezeichnet. Zum Beispiel „Erinnerung", „Gefühl" oder „Schmerz". Sei urteilsfrei und versuche, gegenüber diesen urteilsfrei zu bleiben. Wechsle dann zurück zu Deinen Sinneserfahrungen. Bleibe neutral. Statt „süßer Geruch", notiere „riechen". Statt „lauter Motor", notiere „hören". Wenn Du einen Schmerz oder eine Brise am Körper verspürst, notiere Dir „fühlen". Gehe so von einer Wahrnehmung zur anderen. Die Methode des „Notiznehmens" soll Dir dabei helfen, Phänomene und Gegebenheiten jeder Art auf einem gesunden Abstand zu halten. Es ist eine gute Übung, die Ganzheit des Lebens wahrzunehmen, ohne sich davon überwältigen zu lassen.

Mantra-Meditation oder OM – wenn Deine Gedanken rasen.

Mantra-Meditation findet man generell in hinduistischen und buddhistischen Traditionen. OM erschafft eine bestimmte Vibration. Viele glauben, OM sei das Geräusch, das die Erde bei ihrer Drehung erzeugt. Es wird im Sitzen mit aufrechtem Rücken praktiziert. Wiederhole das Mantra innerlich oder leise vor Dir i her während der gesamten Meditation. Alternativ kannst Du gleichzeitig auf die Atmung achten. Viele Menschen finden die Mantra-Meditation einfacher, als die Atmungskonzentration (wie etwa bei Vipassana), weil bei der ersten der

Fokus auf einem Wort liegt, was die Konzentration viel leichter einfängt. Man kann OM bequem jederzeit im Laufe des Tages wiederholen. Das hilft, sich schnell zu sammeln und achtsam zu bleiben.

Tai-Chi und Qi Gong – Stressbewältigung für Jung und Alt.

Tai-Chi und Qi Gong haben ihre Ursprünge im Taoismus und sind durch langsame Körperbewegungen gekennzeichnet. Dabei stehen Konzentration, Atmung und Entspannung im Mittelpunkt. Wissenschaftler und Ärzte haben bewiesen, dass sich das Gleichgewicht und die Stabilität bei Parkinson-Patienten verbessern. Ebenso werden chronische Schmerzen der Gliedmaße und des Rückens wesentlich vermindert. Außerdem sind Angstzustände reduziert sowie auch das Risiko für Depression. Tai-Chi und Qi Gong verhelfen zu mehr Lebensfreude und sind besonders attraktiv, weil sie Muskeln und Gelenke nur minimal beanspruchen.

Moderne Meditation

Liebende-Güte-Meditation – für Empathie und Vergebung.

Im Originalen „Loving Kindness Meditation" genannt, hat sie eine buddhistische Basis, wurde jedoch anhand von modernen Elementen modifiziert. Diese Meditationsform ist in den letzten Jahrzehnten besonders populär geworden. Ihr wird sogar der wissenschaftliche Begriff von „Meditation des Mitgefühls" zugeschrieben, da die Ergebnisse aus sozialpsychologischer Perspektive sich als sehr interessant erweisen. Die Entwicklungen der Praktizierenden sind unter anderem: eine starke Fähigkeit, Mitgefühl zu empfinden, Entwicklung von positiv assoziierbaren Emotionen, Liebe zum Selbst erfahren, mehr Akzeptanz gegenüber dem Selbst, gesteigertes Selbstbewusstsein.

Die Liebende-Güte-Meditation lehrt uns, dass es absolut normal und menschlich ist, Fehler zu begehen und folglich Scham und Schuld zu empfinden. Ein unverarbeitetes Gefühl von Schuld entwickelt sich langsam, aber sicher, zu einer immer schwerer werdenden Last, die dem betroffenen Menschen eines Tages ‚den Rücken brechen' wird.

Setz Dich bequem hin und konzentriere Dich auf Gefühle und Gedanken von Barmherzigkeit. Fange mit Dir selbst an – schicke Deine Empathie und Güte an Dich selbst. Nach Dir folgt ein guter Freund. Daraufhin versuche, Deine Gefühle zu einer beliebigen Person zu schicken. Dann denke an eine schwierige Person, die Du kennst. Als Nächstes, denke an alle vier genannten in gleichem Maße. Schließlich, wende Deine liebende Güte an die gesamte Welt. Liebende-Güte ist besonders für Menschen geeignet, die nach Versöhnung mit sich selbst suchen oder die Schwierigkeiten haben, eine Verbindung zu ihren Mitmenschen zu schaffen.

Meditieren in der U-Bahn – einfach zum Mitnehmen.

So komisch es auch klingt, viele Menschen tun es. Heutzutage werden die Entfernungen von zu Hause bis zur Arbeit immer größer. Städte dehnen sich immer weiter aus und Mietpreise in der Nähe der Stadtmitte werden unbezahlbar. Mehr und mehr Menschen sehen sich aus der Stadt hinaus in die Vororte gedrängt. Um sich auf eine ‚Reise' mit der U-Bahn, S-Bahn oder Bus in Richtung Arbeitsplatz zu begeben, opfert man Zeit, was auf Dauer ziemlich frustrierend wirkt.

Meditieren ‚zum Mitnehmen' ist natürlich nicht das Idealste und lässt sich mit der bequemen Meditations-Ecke daheim nicht vergleichen. Außerdem soll man immer Rücksicht auf seine Umgebung nehmen und nicht gerade dann meditieren, wenn sich die Situation ungünstig zeigt. Nichtsdestotrotz ist diese Meditationstechnik vor allem dann sehr nützlich, wenn Dir ein besonders stressiger Tag bevorsteht.

Hier die Methode: Schließe Deine Augen, Du kannst auch die Augen offen halten, falls Du gerade mehr auf Deine Umwelt achten musst. In jenem Fall sollst Du Dich dabei in Sicherheit fühlen. Atme tief ein und aus. Wende Deine Aufmerksamkeit nach innen. Spüre, wie das sich bewegende Fahrzeug Deine Füße, Beine und Muskeln minimal hin und her schaukelt. Beobachte die Wirkung einer Bremse oder einer Kurve auf Deinen Körper. Sei Dir dabei immer bewusst, wo Du Dich gerade befindest und versuche, falls Deine Augen geschlossen sind, Dir die Strecke im Gedächtnis vorzustellen. Steige an Deiner Haltestelle aus und gestatte Dir ein paar Momente, um das Gefühl von Ruhe zu verinnerlichen.

Welche Art von Meditation ist für mich die Beste?

Die beste Meditation ist die, welche für Dich funktioniert.

Lange Zeit wurde man zur Überzeugung gebracht, man müsse einer traditionsreichen Gruppe angehören, einem möglichst fernöstlichen Guru folgen oder jahrelang meditiert haben. Das muss nicht sein! Jeder kann Meditation praktizieren, wo auch immer man sich befindet. Niemand kann über Dich urteilen, ob Du gerade richtig oder falsch meditiert hast. Gerade dann solltest Du vorsichtig sein, wenn eine Person oder eine Gruppe Dir zu viele Vorschriften und Regeln aufzuzwingen versucht und das Gespräch die Grenze eines einfachen Ratschlages schon überschritten hat.

Vertraue Deiner Intuition.

Meditation ist, bei genauerer Betrachtung, eine intime Angelegenheit. Es gibt also nichts, was Du falsch machen kannst. Alleine die Aussage: „Ich habe heute falsch meditiert, ich bin nicht gut darin" klingt sinnfrei. Das einzige Prinzip ist, es zu tun. Alles andere, wie Du atmest, wie Du sitzt oder stehst, sind reine Techniken, die Dir bei der

Meditation helfen sollen und Dich nicht daran hindern dürfen. Wenn Du merkst, dass etwas nicht klappt, oder Du verbringst zu viel Zeit und Energie, alleine die Technik zu bewältigen, dann schau Dich nochmal um.

Fange an, verschiedene Methoden auszuprobieren. Gönne Dir eine Schnupperzeit, um eine Methode nach der anderen auf Deinen persönlichen Prüfstand zu stellen. Beobachte, wie Du Dich dabei fühlst. Nehme Dir die nötige Zeit, bis Du jene Meditationsart entdeckt hast, die für Dich eine Bereicherung ist.

Zum Schluss

Nehme auf Deinen neuen Weg diese letzten Gedanken mit. Wenn nötig, lese Dir die Liste ab und zu erneut durch. Sie kann Dir als Leitfaden dienen.

1. Fange klein an.

Anfangs werden Dir sogar fünf Minuten wie eine Ewigkeit vorkommen. Vergiss aber nicht, dass Du mit jedem Versuch besser wirst. Sei aber fair Dir selbst gegenüber, erwarte nicht das Unmögliche und setze Dir kleine Ziele.

2. Mach es auf Deine eigene Art.

Nichts kann mehr einschüchtern, als die Idee, man würde es falsch machen. Nicht vergessen: bei der Meditation gibt es so etwas wie ‚falsch machen' nicht.

3. Meditation ist Dein sicherer Zufluchtsort.

Ein Ort, an dem Du alle Gedanken, Gefühle, Sorgen zulassen kannst. Niemand wird Dich zur Rechenschaft ziehen. Es ist Dein Gebiet, Dein sicherer Ort. Erlaube Deinen Gedanken zur

Oberfläche zu treten und verabschiede Dich dann von ihnen.

4. Meditation hilft

sowohl Deine Emotionen als auch unangenehme Situationen leichter zu akzeptieren. Sie hilft Dir, einen neuen Weg für Dich zu finden. Du wirst die Veränderungen früh genug erkennen. Bewahre und schätze die Entwicklung, die Du alleine durchzogen hast.

5. Progress erlangt man durch Praxis.

Sei sanftmütig Dir gegenüber und bestrafe Dich nie mit Vorwürfen. Du wirst früh genug im Stande sein, überall und jederzeit zu meditieren!

ACHTSAMKEIT

Einleitung

Schon mit wenigen Minuten Achtsamkeits-Training täglich kannst du deine Lebensqualität effektiv verbessern! Du kannst dir durch das tägliche Achtsamkeits-Training eine Insel der Entspannung, Ruhe und Erholung kreieren. So gewinnst du Abstand von der Hektik, dem Stress und der ständig geforderten Erreichbarkeit. Durch das Trainieren der Achtsamkeit wirst du wieder zu dir selbst finden, Energie gewinnen und entspannen. Das Konzept der Achtsamkeit ist ein Ruhepol und eine Lebenseinstellung. In diesem Buch wirst du lernen, wie du Achtsamkeit in dein tägliches Leben integrieren kannst. Dich erwarten viele einfache Übungen der Achtsamkeit, deren Wirksamkeit wissenschaftlich bestätigt ist. Das Erlernen der Achtsamkeit ist mühelos und wird das Glück von ganz alleine in dein Leben einziehen lassen.

Schon nach wenigen Wochen wirst du den Unterschied bemerken! Du wirst entspannter, zufriedener und energievoller sein. Die Achtsamkeit wird zum Ort deiner inneren Ruhe und Zufriedenheit werden. In der Zeit des Internets und der ewigen Verpflichtungen wirst du dir dein eigenes inneres Paradies schaffen. Die Anforderungen an jeden Einzelnen sind enorm: Beziehungen pflegen, erfolgreich im Job sein, Pflichten erledigen, Kinder erziehen, gesund essen, die Nachrichten verfolgen, sich weiterbilden, nichts vergessen... Oftmals leben wir nicht im Hier und Jetzt, sondern im „Ich muss und ich soll". Sorge, Stress, Ängste und gesellschaftlicher Druck lassen uns funktionieren statt leben.

Du gestaltest dein Leben und du kannst eine positive Grundeinstellung und positive Sichtweisen in deinem Leben etablieren. Durch die Achtsamkeit kannst du entscheiden, wie du deine Umgebung, deine Gefühle, deine Erlebnisse und Beziehungen wahrnimmst. Durch die achtsamen Momente können wir unsere Aufmerksamkeit auf die positiven Aspekte des Lebens richten und uns ein positives Umfeld schaffen. Wie wichtig ist dir dein Job, deine Familie, deine Beziehungen? Wie gestaltest du deine Beziehungen und wo liegen deine Quellen der Entspannung? Durch Achtsamkeit wirst du das wahre Glückspotential deiner in deinem

Leben bereits vorhandenen Faktoren erkennen und wertschätzen können. Plötzlich auftretende, heftige Emotionen können durch das Intervenieren durch eine Achtsamkeitsübung abgewendet werden. Emotionale Selbstläufer wie Wutausbrüche können durch Atemübungen und Entspannungstechniken unterbrochen werden. Zerstörerische Dynamiken und ungesunde Umgangsformen innerhalb Beziehungen oder Familien können reflektiert und aufgelöst werden. Auch selbstsabotierende Verhaltensweisen können durch die bewusste Achtsamkeit erkannt und aufgelöst werden.

Schon achtsames Essen, achtsames Arbeiten oder achtsames Spazieren kann maßgeblich zu einer stressfreien Atmosphäre beitragen und helfen unsere Emotionen positiv zu kontrollieren, Stress außen vor zu lassen und das Leben zu genießen! Dies wird auch einen enorm positiven Effekt auf dein Umfeld haben.

Die geistige Entspannung hat auch auf den körperlichen Zustand einen entspannenden Effekt. So wie der Körper mit Verspannungen auf Stress reagiert, reagiert der Körper mit Entspannung auf geistige Ruhe. Das Ziel ist nicht das Auflösen der Anspannung, sondern das Erkennen der Anspannung. In den meisten

Fällen führt dies zur automatischen Entspannung.

Eine grundlegend positive Lebenseinstellung kreiert ein Leben voller Spaß, Freude, Gesundheit, Selbstbewusstsein und Zufriedenheit. Es ist also wichtig sich durch Achtsamkeit von einer unglücklichen und anstrengenden Lebenseinstellung zu distanzieren. Du hast die Kraft über deine Gedanken und somit auch die Kraft über deine Gefühle. Nutze diese Kraft und erfahre durch Achtsamkeit wieder tiefe Entspannung, enorme Willenskraft und innere Ruhe!

Kapitel1:Die Wirkungsweise der

Achtsamkeit

Grundlegend sorgt eine achtsame Lebensweise für jede Menge positiver Emotionen. Die Achtsamkeit lässt uns unsere Gedanken positiv gestalten und dementsprechend unsere Emotionen beeinflussen. So kann eine positive Grundhaltung und eine allumfassende Lebensfreude etabliert werden. In den letzten Jahren ist die Methode der Achtsamkeit extrem populär geworden und dass aus gutem Grund! Die Technik der Achtsamkeit wird auch von vielen Therapeuten und Psychologen zur Verbesserung der eigenen Wahrnehmung, zur Kontrolle der eigenen Gedanken und zur Veränderung schädlicher Verhaltens- und Gedankenmuster eingesetzt.

Psychologen und Psychotherapeuten setzten die Achtsamkeitsübungen aufgrund der positiven Resultate bei Erkrankungen bei beispielsweise Borderline, Burn-Out, chronische Erschöpfungszustände, Suchterkrankungen, Phobien, Depressionen und posttraumatische Belastungsstörungen ein. Die Auswirkungen sind durch neurowissenschaftliche Erkenntnisse bestätigt worden. Durch Gehirnscans konnten die Unterschiede und Entwicklungen der Gehirne von Achtsamkeit praktizierenden Menschen festgestellt werden. Messungen ergaben, dass die Gehirnregionen für beispielsweise das Mitgefühl, die Selbstliebe und das Selbstwertgefühl konnten nachhaltig ausgebaut wurden.

Die Praxis der Achtsamkeit ist für Kinder und Erwachsene gleichermaßen geeignet. Ab einem Alter von vier Jahren können Kinder die Methoden der Achtsamkeit erlernen und begreifen. Auch für Schüler oder Studenten sind Achtsamkeitsübungen eine gute Möglichkeit mit Druck und Stress umzugehen und ihre akademischen Ziele zu erreichen. Achtsamkeit kann auf viele Weisen gestaltet werden – durch Yoga, Meditation, Qi-Gong, Tai-Chi und andere Geist-Körper-Übungen. In diesem Buch werden wir uns der Achtsamkeit durch Meditation widmen.

Schon zahlreiche Studien haben belegt, was Achtsamkeit für dich tun kann:

- Suchterkrankungen wie Alkoholabhängigkeit oder Drogenabhängigkeit werden reduziert oder sogar geheilt.

- Chronische Krankheiten, Bluthochdruck, chronische Schmerzen oder ernsthafte Krankheiten wie Krebs werden gelindert oder geheilt.

- Psychische Krankheiten wie Depressionen, Angstzustände oder Reizbarkeit werden besser kontrolliert oder geheilt. Durch die Regulation der Emotionen und das Lenken der eigenen Gedanken werden positive Gedankengänge und Gefühlsmuster etabliert, die negative Emotionen oder Gedankengänge verdrängen.

- Gedächtnisleistungen, geistige Ausdauer und Reaktionszeit werden verbessert.

- Achtsamkeit kann Essstörungen lindern durch die Fokussierung auf positive Aspekte des Selbst und der Stärkung einer positiven Selbstwahrnehmung.

- Die Produktion des Enzyms Telomerase kann durch Achtsamkeitsübungen gesteigert werden. Die Aufgabe dieses Enzyms ist der Schutz vor dem altersbedingten Verlust von genetischem Material. Durch eine somit gesteigerte Lebensdauer der Zellen können altersbedingte Krankheiten reduziert werden.

- Die Schmerzempfindlichkeit wird verringert. Anstatt mit Unverständnis, Wut oder Ohnmacht auf Schmerzen zu reagieren, wird sich durch Achtsamkeit auf die Unterscheidung der körperlichen und psychischen Schmerzen fokussiert. So können psychologische Schmerzen aufgelöst werden, was die Auflösung der körperlichen Schmerzen nach sich zieht.

- Der Cholesterinspiegel wird gesenkt.

- Der körperliche und geistige Gesundheitszustand und das Immunsystem werden grundlegend verbessert und gestärkt und die Anfälligkeit für grippale Infekte, Erkältungen oder ähnliches minimiert. Durch die Fokussierung auf Verhaltensmuster und Ursachen derer können schädliche Verhaltensweisen wie übermäßiger Alkoholkonsum abgewandt werden, was wiederum zu einer besseren gesundheitlichen Verfassung führt.

- Beziehungen und Partnerschaften werden gestärkt.

- Der Körper wird regeneriert und die Energie gesteigert.

- Die Lebensfreude und das Wohlbefinden werden gesteigert.

- Die eigenen Ziele und Wünsche werden klarer und können besser realisiert werden.

- Die intuitiven Fähigkeiten, die Selbstbeherrschung, die geistige Klarheit und emotionale Intelligenz werden verbessert. Durch die Aktivierung des vorderen Bereichs des Gehirns werden die kognitiven Auswirkungen von Stress relativiert und die Gehirnfunktionen werden verbessert.

- Stress wird maßgeblich reduziert und die Kunst des Entspannens wird wieder im Alltag etabliert.

Das regelmäßige Meditieren stärkt einige Gehirnareale, vermindert Stress und lässt uns positiver Denken. Dies hat enorm positive Effekte auf unsere physische und psychische Gesundheit. Dazu reichen schon wenige Wochen der aktiven Meditation aus, um diese positiven Veränderungen wahrnehmen zu können. Das Trainieren der Achtsamkeit ist also ein kleiner zeitlicher und persönlicher Einsatz mit unglaublich weitreichenden positiven Folgen. Studien haben gezeigt, dass Menschen, die regelmäßig meditieren, Ärzte und Krankenhäuser wesentlich weniger aufsuchen, als Menschen, die nicht meditieren.

So kann dem alltäglichen Druck und den schädlichen Folgen des Dauerstress entgegengewirkt werden. Der andauernde Wettbewerb, der Drang nach Perfektion, fehlende Ausgleichsmöglichkeiten und die veränderten Sozialstrukturen und sozialen Standards haben auf den Körper und Geist in den meisten Fällen schädigende Folgen. Jeder Mensch ist je nach psychosozialem, gesundheitlichem und beruflichem Hintergrund anders betroffen. Stress zeigt sich vor allen in den anfänglichen Symptomen wie Herzklopfen,

Angstzuständen und Unwohlsein. Die dauerhaften Belastungen können Stress allerdings auch chronisch werden lassen und im weiteren Verlauf dann zu Muskelverspannungen, Schlafstörungen, Reizbarkeit, Schlafstörungen, Abgeschlagenheit, Depression, Beziehungsproblemen, Leistungsversagen, schwerwiegenden Krankheiten und Verlust des Selbstwertgefühls führen.

Die Achtsamkeit wird dich in ein neues Lebenskonzept voller Produktivität, Kreativität und Zufriedenheit führen! Einer Studie zu folge konnten Teilnehmer bei einer täglichen Achtsamkeits-Übung von 5 Minuten ihre Lebenszufriedenheit signifikant steigern und ihr Stresslevel erheblich reduzieren. Gewohnheitsmäßige ungesunde Handlungs- und Denkweisen werden neu gestaltet und neue Lebensaufgaben können besser gemeistert werden. Du wirst deine Gedanken klarer erkennen, du wirst den Geschmack deines Essens bewusster wahrnehmen und den Ursprung und Sinn deiner Gefühle entdecken.

Achtsamkeit und Meditation sind nicht zwangsläufig identisch. Die Meditation ist eine Möglichkeit die Achtsamkeit zu praktizieren, aber auch neben der Praxis der Meditation ist es wichtig sich in vielen alltäglichen Situationen achtsam zu besinnen. Beispielsweise kannst du dich auf deine Gedanken und Emotionen fokussieren, die du vor dem Beginn einer Mahlzeit hast. Bist du aufgeregt? Was sind deine Gedanken? Was riechst du? Welcher visuelle Aspekt fällt dir besonders auf? Sobald all diese geistige Geschwätz gedacht und wahrgenommen wurde kann dein Geist zur Ruhe kommen und achtsam werden und Gedanken von Empfindungen zu trennen.

Durch die Achtsamkeit können negative Erfahrungen oder Situationen anerkannt und akzeptiert werden. Manche leidvollen Erfahrungen lassen sich nicht vermeiden, aber durch das achtsame erleben besser akzeptieren. Körperlich oder emotional schmerzhafte Erfahrungen können also mit Freundlichkeit und Respekt behandelt werden. Auch die positiven und freudigen Erlebnisse, wie ein schöner Urlaub, ein Lachen oder ein schöner Tag halten nicht ewig an und sind vergänglich. Das gleiche gilt für die negativen Erlebnisse, sie sind Teil des Lebens und können angenommen und wieder losgelassen werden. Durch das achtsame Erleben schwieriger Erlebnisse kann auch aus dieser Kraft und Frieden geschöpft werden.

Kapitel 2: Mythen über die

Achtsamkeit

Die Achtsamkeit ist eine sehr einfache Art der Meditation. Der Fokus liegt auf der Atmung und der daraus resultierenden Ruhe für die Beobachtung der eigenen Gedanken, wie sie kommen und gehen ohne sie zu steuern oder zu bekämpfen. Die Gedanken kommen und gehen aus eigenem Antrieb, sie sind vergänglich. Und so sind auch die aus den Gedanken resultierenden Gefühle vergänglich. Die Achtsamkeit ist die reine Beobachtung ohne jegliche Kritik oder Einflussnahme. Wir könne uns aussuchen, ob wir auf negative oder positive Gedanken reagieren. Durch das achtsame Beobachten der eigenen Gedanken fällt es uns leichter die positiven und voranbringenden Gedanken wahrzunehmen und uns auf diese zu fokussieren. So können negative Gedankenmuster erkannt und sogar aufgelöst werden, was langfristig zu einer Verbesserung der gesamten Stimmung und Sichtweisen führt. Positive, kreative und konstruktive Denkweisen werden gestärkt und in den Alltag integriert.

Trotz der vielen positiven Wirkungsweisen haben immer noch viele Menschen Vorurteile, was die Meditation oder Achtsamkeit angeht. Meditation ist nicht zwangsläufig an eine Religion gebunden. Die Meditation ist einfach eine mentale Betätigung. Meditation kann im Rahmen einer Religionsausübung stattfinden, muss aber nicht. Viele Atheisten und Agnostiker meditieren, genauso wie Buddhisten. Es ist auch nicht zwingend notwendig, dass du zum Meditieren mit gekreuzten Beinen auf dem Boden sitzt, aber helfen kann es durchaus! Die meisten Menschen bevorzugen das Meditieren im Schneidersitz oder Lotussitz. Es ist aber durchaus möglich auch in der Bahn oder beim Spazierengehen zu meditieren. Zum Meditieren bedarf es keines großen Aufwands, jedoch ist es von Vorteil die Achtsamkeitsübungen regelmäßig durchzuführen, um möglichst gute Resultate zu erzielen. Es geht hier allerdings nicht um die „richtige" oder „falsche" Ausführung, auch wenn sich das Meditieren zu Beginn schwer anfühlen mag. Ziel ist die mühelose Befreiung von Ballast ohne den Fokus auf mögliche fehlerhafte Vorgehensweisen. Auch steht das Trainieren der Achtsamkeit nicht im Konflikt mit Karriere- oder hoch gesteckten Lebenszielen, im Gegenteil! Die Achtsamkeit fördert die klare Sicht auf

Ereignisse, Umstände und Gedankengänge, mit dem Ziel der bestmöglichen persönlichen Entwicklung.

Die Grundlage der Achtsamkeit ist das bewusste Handeln. Es liegt ein großer Unterschied darin zu wissen, dass man isst oder achtsam zu essen. Das aktive Lenken des Geistes auf die momentane Aktivität ist die Grundlage. Buddha lehrte die „gesunde Achtsamkeit" oder „geschickte Achtsamkeit". So folgt die aktive Achtsamkeit dem buddhistischen Prinzip der Nicht-Schädigung und ist als Vipassana bekannt. Die Achtsamkeit ist an kein Glaubenssystem gebunden, auch wenn sie von Buddha gelehrt wurde. Vielmehr richtet man sich selbst durch die Achtsamkeit auf das eigene und das Wohl der Mitmenschen, durch Mitgefühl, Freundlichkeit und Mitleid. Ende der 1970er Jahre wurden die Techniken der buddhistischen Mönche in den Westen gebracht, unter anderem von Matthieu Ricard und Jon Kabatt-Zinn und erfreuen sich seitdem höchster Beliebtheit. Es ist wichtig sich täglich an die Achtsamkeit zu erinnern, das ist wahrscheinlich der schwierigste Teil an der Achtsamkeit. Aber nach einiger Zeit der Praxis werden sich diese Handlungsweisen in den Alltag integrieren.

Falls du mit den Auswirkungen traumatischer Erlebnisse kämpfst, ist es ratsam sich an einen erfahrenen Meditationslehrer zu wenden. Durch das Beruhigen des Geistes können unterdrückte, unbearbeitete oder belastende Emotionen aufsteigen. Diese negativen Eindrücke müssen keinesfalls abgewertet werden, sondern vielmehr sollte mit Mitgefühl und Verständnis reagiert werden. Ein beruhigter Geist, der ohne gedankliches Geschwätz auskommt, kann verdrängte Themen hochkommen lassen, für die sonst kein Raum war.

Meditation und Achtsamkeit muss keinesfalls nur alleine praktiziert werden. Es gibt sicherlich auch in deiner Nähe einige Gruppen, die sich dieser Praxis widmen und denen du dich anschließen kannst.

Kapitel 3: Erkenntnisse der

Achtsamkeit

Durch die praktische und regelmäßige Anwendung der Achtsamkeit kann man einiges über sich selbst herausfinden. Vor allem aber kann man schädliche äußere Einflüsse und Umstände vom eigenen Selbst trennen und sein eigentliches und wahres Ich kennen lernen. Du wirst durch die Achtsamkeit viele neue Blickwinkel erfahren und anders mit dir selbst umgehen. Hier sind einige Aspekte, wie du besser für dich sorgen kannst.

Sei gut zu dir selbst

Gut mit sich selbst umzugehen ist nicht immer leicht in einer Umwelt, die ständige Bereitschaft, Anpassung und Verfügbarkeit fordert. Oftmals unterdrücken wir eigene Emotionen oder Gedanken, um uns unseren Pflichten anzupassen und die Leistung erbringen zu können, die von uns verlangt wird.

Kritisierst du dich häufig wegen unangemessener Emotionen? Hältst du deine

Gedanken für nicht normal? Bewertest du deine Gedanken negativ? Verurteilst du dich für irrationale Vorstellungen?

Falls du eine oder mehrere dieser Fragen bejahen kannst, bist du möglicherweise sehr streng mit dir selbst. Vielleicht möchtest du bei Gelegenheit achtsam auf deine Selbstkritik eingehen und die Gründe dafür erforschen. Du wirst den souveränen und freundlichen Umgang mit die selbst und deinen Mitmenschen verstärken, weil es dein eigenes Glück verstärkt.

Das Glück finden

Du wirst während den Achtsamkeitsübungen schnell merken, dass du dein Glück in dir selbst finden kannst und nicht in äußeren Umständen suchen musst. Durch das positive Lenken deiner Gedanken und die daraus resultierende Beeinflussung deiner Gefühle wirst du Dankbarkeit erfahren und deine Quellen des Glücks ergründen. Du wirst erkennen, was in deinem Leben belanglos ist und was dich in der begrenzten Zeit auf dieser Erde mit Glück erfüllt. Auch negative Muster und Denkweisen wirst du erkennen und auflösen können, um deine Energie und Zeit nicht mehr daran zu verschwenden. Die grundlegenden Glückseigenschaften sind die Fähigkeit körperlich und geistig zu entspannen, schmerzende Emotionen loszulassen und auflösen zu können, echte Freundlichkeit und echtes Mitgefühl zu verspüren, geistige Klarheit zu erleben und das Etablieren von Selbstbewusstsein und Präsenz im Hier und Jetzt. Diese Glückseigenschaften werden sich während der regelmäßigen Achtsamkeitsübungen von selbst entfalten. Studien haben bestätigt, dass durch die Praxis der Achtsamkeit die für positive Emotionen, Konfliktbewältigung und Gelassenheit verantwortliche Gehirnareale vergrößert und der Hirnstoffwechsel positiv beeinflusst wird. Die Glückshormone Serotonin, Dopamin und Endorphin werden vermehrt produziert. So wird die Lebensqualität und das Glücksgefühl nachhaltig gesteigert. Diese harmonische Gelassenheit wird auch auf deine sozialen Beziehungen, deinen Schlaf und deine Gesundheit einen enorm positiven Effekt haben.

Disharmonie bereinigen

Was hält uns davon ab unsere innere Balance zu finden? In erster Linie ist dies Disharmonie, sei es mit uns selbst, mit der Umwelt oder mit an uns gerichtete Anforderungen. Im Verlaufe der Übungen wirst du merken, dass du einigen Stress und Ärger vermeiden kannst oder schnell eliminieren kannst. Die kräfteraubenden Emotionen können vermieden werden und deine Bereitschaft deine Tage zu entschleunigen und stressfreier zu gestalten wird steigen. Die Qualität der positiven Emotionen und des eigenen Wohlergehens werden dir deutlich werden und für dich an Wichtigkeit gewinnen. Auch wirst du die Gründe und Ursachen für Disharmonie in deinem Leben ergründen und möglicherweise sogar lösen und annehmen können.

Positive Geisteshaltung

Negative Gefühle wie Neid, Missgunst oder Eifersucht können belastend sein. Durch die Etablierung des Mitgefühls ist es zwar möglich, dass du immer noch Neid oder ähnliches fühlst, du lernst aber auch allmählich Mitfreude zu zelebrieren und gönnen zu lernen. Vielleicht wird dies zunächst Überwindung kosten, jedoch werden die negativen Emotionen schnell durch eine freundliche Geisteshaltung verdrängt werden, wenn die Beweggründe für die negative Haltung erkannt und gelöst wurden.

Aber was sind überhaupt negative Gefühle? Eigentlich alle Gefühle, die dir in irgendeiner Weise Schmerzen bereiten. Die meisten Menschen versuchen diese negativen Gefühle durch Ablenkung oder Verdrängung zu bewältigen. Die Auswirkungen der im Unterbewusstsein gespeicherten Gefühle werden jedoch früher oder später ihre Auswirkungen zeigen. Schmerzvolle Emotionen achtsam wahrzunehmen benötigt wahren Mut! Allerdings ist der Lohn tiefer Frieden.

Kapitel 4: Übungen der

Achtsamkeit

Für die Achtsamkeitsübungen benötigst du nicht viel. Ein wenig Zeit, einen ungestörten Raum und je nach Übung Lebensmittel, einen Stift und ein Papier.

Du wirst merken, dass deine Gedanken beginnen zu wandern. Dies ist völlig normal und es ist gut dies zu erkennen. Vielleicht schweifen deine Gedanken ab ins Gestern oder ins Morgen. Der nächste Schritt sollte sein, wieder zu dem jetzigen Moment zurückzukehren. Wenn du wahrnimmst, dass deine Gedanken wandern, ist dies auch eine Art von Bewusstsein und sollte auch als solches angenommen werden! Es gibt bei den Achtsamkeitsübungen kein „richtig" und „falsch"! Auch bedarf es je nach Stresslevel einiges Training, um eine direkt auf die Übung folgende Entspannung genießen zu können. Versuche nicht dich selbst bei den Übungen zu beurteilen und versuche deinen inneren Kritiker auszuschalten. Oftmals und besonders zu Beginn deines Trainings wirst du das Bedürfnis haben deine Gedanken zu analysieren, zu ändern oder zu beurteilen. Versuche stattdessen sie einfach wahrzunehmen und anzunehmen. Es ist natürlich richtig und sinnvoll über die eigene Vergangenheit und Zukunft nachzudenken, aber nicht den ganzen Tag!

Für die meisten Übungen solltest du dich einen möglichst ungestörten Ort zurück ziehen, an dem dich keine Anrufe oder ähnliches erreichen können. Schalte dein Handy aus und schaffe dir eine kleine Auszeit für dich selbst. Die Übungen dauern zwischen 1 und 20 Minuten, dabei bestimmst du wie viel Zeit du investieren möchtest. Du musst nicht alle Übungen jeden Tag machen. Probiere alle Übungen einmal aus und du wirst schnell merken, welche Übungen dir besonders gut gefallen und welche sich gut in deinen Alltag integrieren lassen. Wichtig ist, dass du wirklich täglich praktizierst, um die Achtsamkeit gänzlich zu erlernen und sie ein Teil deines Lebens werden zu lassen.

Visualisierung

Stell dir die nachfolgenden Zustände ganz intensiv und bildlich vor. Beginne mit dir selbst und fahre dann mit der Visualisierung der Zustände für andere Personen fort. Du kannst dir jeden Tag eine Person vorstellen, mehrere, immer die gleichen oder verschiedene. Wie sehen du und die anderen Personen in dem glücklichen Zustand aus?

Visualisiere zunächst dich selbst und dann andere Personen mit den folgenden Attributen:

- Gesundheit

- Erfolg

- Gute Laune

Es bietet sich natürlich an diese Visualisierungen für dir nahestehende Personen durchzuführen. Wenn du schon geübt bist in dieser Form der Visualisierung kannst du die Visualisierung für Menschen, die du nur flüchtig kennst, durchführen und in einem letzten Schritt mit fortgeschrittenem Training die Visualisierung für Menschen, die du nicht magst, durchführen.

Heftige negative Emotionen aushalten

Wenn du merkst, dass sich eine heftige negative Emotion ankündigt oder du schon mittendrin steckst, kannst du dich an einen ruhigen Ort zurück ziehen und das negative Gefühl genau betrachten. Lasse die Gefühle zu ohne sie zu bewerten. Fühle ausschließlich die aktuelle Emotion ohne die Ursachen, Folgen oder Zusammenhänge zu bedenken. Konzentriere dich genau darauf, wie sich die Emotion anfühlt und ob du sie in deinem Körper lokalisieren kannst. Du kannst zwischen der Wahrnehmung und der Betrachtung deiner Emotion wechseln. So kann der negative Gefühlszustand aufgelöst werden und Platz für Freude, Lebendigkeit und Bewusstsein geschaffen werden.

Betrachte deinen Ärger aus einer Beobachterinstanz ohne die Ursachen für den Ärger zu erörtern. Achte genau auf deine Atmung, deinen Körperinnenraum, dein Ich und dein Bewusstsein. Wie genau fühlt sich der Ärger an? Kalt, wild, hitzig oder ganz anders? Ist der Ärger im Körper lokalisierbar? Wechsle zwischen der Betrachtung des Ärgers und dem Fühlen des Ärgers. Schon nach kurzer Zeit wird sich der Ärger auflösen und du wirst gestärkt aus der Situation herausgehen.

Ziel hierbei ist das Annehmen und Beobachten des unguten Gefühls und die Annahme des momentanen Zustands durch Achtsamkeit.

Bodyscan

Ziehe dich an einen Ort an dem du dich hinlegen kannst. Wenn du möchtest, kannst du dich auch zudecken und deine Augen zu schließen. Nehme deinen Körper bewusst wahr, spüre, wo dein Körper deine Umwelt berührt und lasse deinen Körper mit jedem Ausatmen tiefer in den Untergrund einsinken. Versuche nicht dich künstlich zu beruhigen oder deinen emotionalen Zustand zu ändern, Ziel ist die Achtsamkeit des Moments. Wenn du Gefühle hast oder Gedanken aufkommen, ist dies wahrzunehmen und dann deine Gedanken wieder auf deinen Körper zu fokussieren.

Gehe nun Schritt für Schritt durch deinen Körper und spüre wie sich dein Atem auf deinen Bauch auswirkt. Nehme einige Minuten das Heben und Senken deines Bauchs durch deine Atmung wahr. Fahre danach mit deinen Armen, Händen, Beinen, Füßen. Spüre, wo sich deine Zehen berühren. Spüre auch wie sich dein Körper anfühlt, vielleicht kribbelig oder warm? Was auch immer du wahrnimmst, ändere es nicht, sondern nehme deine Gefühle an.

Visualisiere, wie dein Atem beim Einatmen durch deinen Mund, deinen Hals bis in deine Zehen strömt und beim Ausatmen von den Zehen durch deinen Körper wieder heraus. Widme dich auf diese Weise jedem Körperteil für die Dauer des Ein- und Ausatmens. Lenke deinen Atem bewusst in jede Körperregion einzeln.

Nehme mögliche Verspannungen an und spüre, ob die Verspannungen sich durch das bewusste Atmen in die Verspannung verändern.

Falls deine Gedanken von Zeit zu Zeit abschweifen nehme dies wahr und kehre dann zu der Achtsamkeitsübung zurück.

Wenn du deinen gesamten Körper gescannt hast, spüre wie sich dein gesamter Körper nun anfühlt und nehme dieses Gefühl ganz bewusst an.

Möglicherweise schläfst du bei dieser entspannenden Übung ein, verurteile dich nicht dafür!

Affirmationen

Affirmationen sind positive Aussagesätze, die durch die Kraft der Autosuggestion ihre Wirkung im Unterbewusstsein entfalten. So kannst du deine Ziele erreichen und Wünsche verwirklichen. Diese Affirmationen kannst du dir immer und immer wieder während einer Meditation ins Bewusstsein rufen.

Setze dich aufrecht auf einen Stuhl oder in den Schneidersitz und schließe deine Augen. Achte einige Minuten lang auf deinen Atem und seinen Weg durch deinen Körper. Wenn du dich in diesem Moment entspannen kannst, konzentriere dich als Nächstes auf eine positive Affirmation, die du dir wiederholt ins Bewusstsein rufst.

Beispiele für Affirmationen:

- Ich nehme meine Hände bewusst wahr.

- Ich spüre meine Füße.

- Ich höre meinen Atem.

- Ich spüre meine Wirbelsäule.

- Ich achte auf meine Handlungen.

- Ich achte auf die Auswirkungen meines Tuns.

- Ich bin bei mir Selbst.

- Ich achte auf meine Worte.

- Ich spüre meine Umwelt.

- Ich ruhe in meiner Mitte.

Du kannst dir eigene Affirmationen passend zu deinen individuellen Zielen und Wünschen kreieren. Diese Affirmationen kannst du einsetzen, um dich unterbewusst im Alltag besser auf deine Ziele fokussieren zu können. Schon nach einigen Wochen wird sich dein Verhalten durch deine autosuggestiven Bemühungen verändert haben.

60 Sekunden Meditation

Die 60 Sekunden Meditation eignet sich hervorragend um währen stressiger Zeiten eine kurze Auszeit zur Entspannung zu nehmen. Je öfter du diese kurze Meditation übst, desto schneller wirst du durch sie entspannen können.

Setzte dich aufrecht auf einen Stuhl oder im Schneidersitz hin und schließe deine Augen. Fokussiere dich auf deinen Atem und wie er durch deinen Körper fließt. Falls deine Gedanken abschweifen, lasse sie sanft zu deinem Atem zurückkehren. Nehme deine Gefühle an. Möglicherweise kannst du dich schnell entspannen oder deine Gefühle kommen und gehen spüren. Öffne deine Augen nach 60 Sekunden und kehre langsam in deinen Alltag zurück.

Die intensive Wahrnehmung

Oftmals nehmen wir unsere sinnlichen Wahrnehmungen nur noch unterbewusst wahr, weil wir mit vielen anderen Dingen beschäftigt sind. Meistens sind wir in Gedanken längst bei einer anderen Tätigkeit. Die Übung der intensiven Wahrnehmung hat zum Ziel Dinge wieder ganz bewusst, gegenwärtig und mit allen Sinnen wahrzunehmen. Genieße den Augenblick, genieße deine Tätigkeit und erlebe alles intensiv. So können bis jetzt langweilige Tätigkeiten genauso spannend wahrgenommen werden wie Bungee-Jumping.

Diese Übung kann mit jeder Tätigkeit verbunden werden. Hier einige Beispielübungen:

- Nehme dir einen frischen, saftigen Apfel. Betrachte den Apfel, rieche an ihm, nimm seine Farbe wahr. Beiße nun in den Apfel und spüre wie deine Zähne sich durch den Apfel drücken. Wie fühlt sich der Apfel in deinem Mund an – süß oder sauer? Wie ist die Struktur des Apfels in deinem Mund – kannst du raue oder glatte Stellen spüren? Welche Geräusche hörst du beim Kauen des Apfels? Wie fühlt sich das Runterschlucken an? Spürst du wie der Apfel deine Kehle hinuntergleitet? Esse weitere Stücke des Apfels in ganz bewusster Achtsamkeit und es wird sich mit ein wenig Übung anfühlen, als würdest du deine Lieblingsspeise verzehren.

- Putze deine Zähne nicht vor dem Spiegel. Achte dabei darauf, wie sich die Zahnbürste in deiner Hand anfühlt, wie die Zahncreme riecht, wie sich die Zahnbürste in deinem Mund anfühlt, wie die Zahncreme in deinem Mund schmeckt und wie sauber sich deine Zähle nach einer Weile anfühlen. So kannst du ganz gezielt Sinne einsetzen, die du sonst zum Zähneputzen wahrscheinlich nicht einsetzt.

- Fahre ganz bewusst Fahrrad! Achte dabei darauf, wie sich der Wind auf deiner Haut anfühlt, welchen Gerüchen du begegnest, wie sich die Struktur des Lenkers an deinen Händen anfühlt, wie deine Beinmuskulatur arbeitet, spüre deinen Körper. Auf diese Weise kannst du ganz aktiv die automatisieren Vorgänge neu erleben und Freude an ihnen entdecken.

Achtsames Essen

Für diese Übung benötigst du ein Nahrungsmittel, welches du schon lange nicht mehr oder noch nie gegessen hast. Als Beispiel nehmen wir ein Erdbeersorbet.

Öffne die Verpackung des Erdbeersorbets und nehme den Duft des Sorbets ganz bewusst wahr. Sieh dir das Eis ganz genau an, hat es Rundungen, Vertiefungen oder Rillen? Welche Farben hat es? Nehme nun einen kleinen Löffel Sorbet in deinen Mund und lasse es auf deiner Zunge zergehen ohne es hinunterzuschlucken. Kannst du die unglaublich vielen Aromen herausschmecken? Wie fühlt sich das Sorbet in deinem Mund an? Falls deine Gedanken zwischenzeitlich abschweifen nimm dies zur Kenntnis und kehre anschließend zum Erforschen des Sorbets zurück. Wenn das Sorbet gänzlich geschmolzen ist, lasse es langsam deine

Kehle hinunterfließen. Wie fühlt sich das geschmolzene Sorbet an? Gönne dir einige weitere Löffel Sorbet oder auch das Ganze. Bleibe mit deiner Achtsamkeit ganz bei dir und der Wirkungsweise des Sorbets auf dich.

Denke anschließen darüber nach, ob dir das Sorbet geschmeckt hat und ob es dir vielleicht anders geschmeckt hat als sonst. Was an dieser Erfahrung war positiv für dich?

Atemmeditation

Die Übung der Atemmeditation lässt dich deinen Atem ganz bewusst wahrnehmen und in dir selbst ruhen. Diese Übung kannst du überall unbemerkt durchführen, so kannst du jederzeit einer stressigen Situation entfliehen und dir eine Pause gönnen. Durch die auf den Atem gerichtete Aufmerksamkeit kannst du deinen Atem und somit deine Stimmung regulieren. Sobald du es geschafft hast deinen Atem zu beruhigen, wird deine gesamte Stimmung nachziehen und du wirst dich deutlich entspannter fühlen. Wenn deine Atmung durch Stress beeinflusst schnell und flach ist, ist es möglicherweise zunächst schwierig in die entspannte Atmung zu finden. Mit etwas Übung wird es dir allerdings schnell gelingen.

Im Folgenden werden dir einige Übungen vorgestellt. Mindestens eine davon wird dir ganz besonders gut gefallen und du solltest sie einmal bis mehrmals am Tag anwenden.

So führst du die Hara-Atmung durch: Setzte dich gemütlich hin und entspanne deine Schultern. Praktiziere jede Teilübung mindestens 3 Minuten lang, um wirklich tief entspannt zu werden. Die Achtsamkeit ist hier ganz klar auf deinen Atem gerichtet, deine Lebensenergie. Die folgenden Teilübungen lassen dich zu dir selbst finden und dich entspannen.

- Das Geräusch deines Atems: Falls es die Lautstärke der dich umgebenden Dinge es zulässt, lausche den Geräuschen deines Atems. Wie laut ist dein Atem und wie genau kannst du dieses Geräusch beschreiben?

- Die Hara-Atmung: Das Hara-Zentrum liegt ungefähr drei Zentimeter unter deinem Bauchnabel. Lege zwei Finger auf diese Region, damit du dich mit deinen Gedanken leichter auf diese Region fokussieren kannst. Atme nun ganz bewusst in das Hara-Zentrum und spüre die Bewegung dieses Zentrums beim Ein- und Ausatmen. Stelle dir vor, dass das Hara-Zentrum durch deine Atmung an Energie gewinnt und beginnt hell zu leuchten.

- Die Bewegung deines Atems: Spüre genau, wie sich dein Körper durch deine Atmung bewegt. Dein Brustkorb und deine Bauchdecke heben und senkt sich. Wo verursacht deine Atmung weitere Bewegungen? Konzentriere dich darauf die Regionen, die durch deine Atmung beeinflusst werden, ganz gezielt bei jedem Ausatmen weich und entspannt werden zu lassen.

- Der Weg deines Atems: Fokussiere dich darauf welchen Weg dein Atem nimmt. Die Luft tritt durch die Nase oder den Mund ein, fließt über den Rachenraum bis hin in die Lunge. Spüre das Einströmen deines Atems, die Wärme der Luft beim Ausatmen und den Weg deines Atems.

Essen mit allen Sinnen

Auch diese Übung fokussiert sich auf die Nahrungsaufnahme. Ziehe dich für diese Übung an einen ungestörten Ort zurück und nehme dir einige Minuten Zeit. Neben einem Lebensmittel wie Nüsse oder Rosinen benötigst du einen Stift und ein Papier. Wie bereits bei der Achtsamkeitsübung über das Erdbeersorbet geht es auch in dieser Übung darin Lebensmittel ganz bewusst zu genießen. Allerdings werden diesmal alle Sinne miteinbezogen.

Als beispielhaftes Lebensmittel für diese Übung nehmen wir Nüsse, du kannst natürlich auch ein anderes Lebensmittel verwenden. Die Grundhaltung dem Lebensmittel gegenüber ist, als wäre es dir gänzlich unbekannt und du würdest ein dir unbekanntes Lebensmittel neugierig erforschen.

- Nehme eine Nuss und lege sie auf deine Handfläche. Spüre das Gewicht der Nuss auf deiner Handfläche und wie die Nuss sich an deiner Haut anfühlt. Betaste die Nuss mit deinen Fingerspitzen, wie fühlt sich die Oberflächenstruktur der Nuss an deiner Haut an?

- Betrachte die Nuss nun ganz ausgiebig. Nehme jedes Detail wahr, jede Farbe, jede Struktur und jede Form.

- Rieche nun an der Nuss! Hat die Nuss einen intensiven oder eher zurückhaltenden Duft? Kannst du den Duft beschreiben?

- Lege die Nuss achtsam in deinen Mund und halte sie dort einige Zeit ohne sie zu kauen. Wie fühlt sich die Nuss in deinem Mund an? Betaste sie mit deiner Zunge.

- Zerbeiße die Nuss nun und achte darauf, wie sich ihr Geschmack in deinem Mund ausbreitet. Wie hört es sich an diese Nuss zu kauen? Wie fühlen sich die Stücke der Nuss in deinem Mund an?

- Bereite dich nun gedanklich darauf vor die Nuss herunterzuschlucken. Wie bereitet sich deine Zunge darauf vor? Wie fühlt es sich an die Stücke der Nuss herunterzuschlucken?

- Liegt der Geschmack der Nuss noch auf deiner Zunge? Möchtest du eine weitere Nuss essen? Wie hat sich die Erfahrung für dich angefühlt?

Durch diese Übung kannst du all deine Sinne in deine Nahrungsaufnahme miteinbeziehen und diese zu einem wahren Erlebnis werden lassen.

Die einfache Meditation

Die einfache Meditation ist die Grundlage jeder Achtsamkeitsübung.

Setzte dich bequem hin. Wenn es sich für dich gut anfühlt in den Lotussitz oder auf einen Stuhl. Strecke deinen Oberkörper aus, bleib aber locker dabei. Berücksichtige die natürliche Krümmung deiner Wirbelsäule. Platziere deine Hände auf deinem Oberkörper, oder wo auch immer es sich für dich gut anfühlt. Entspanne dein Kinn, lasse es fallen. Richte deine Augen nach unten und betrachte, was du dort siehst ohne dich darauf zu konzentrieren. Spüre deinen Atem und seinen Weg durch deinen Körper. Nehme die Bewegungen, die von deiner Atmung verursacht werden, wahr. Die Bewegungen deiner Brust, deines Bauches. Wenn deine Gedanken beginnen abzuschweifen, nehme dies wahr und kehre zu deiner Meditation zurück. Sobald du dich entspannt fühlst kannst du deinen Blick aufrichten. Nehme deine Umwelt wahr, ohne sie zu fokussieren. Konzentriere dich darauf, wie sich dein Körper anfühlt, bemerke die Geräusche um dich herum, nehme deine Gedanken und Emotionen wahr. Komme nach einiger Zeit mit deinen Gedanken wieder in deiner Umwelt an und löse dich langsam aus der Meditation.

Mit ein wenig Übung lässt sich diese Meditation auch im Gehen anwenden! Dabei wird sich auf die Bewegungen und Gefühle beim Laufen fokussiert. Das Laufen ist eine für den Menschen elementar wichtige Gabe und als solche können wir sie bei einer Gehenden Meditation auch wahrnehmen.

Das aktive Zuhören

Das aktive Zuhören kommt nicht nur dir selbst, sondern auch der Person, der du zuhörst zu Gute. Wirkliches, ehrliches Zuhören kommt selten vor, dennoch können wir so unsere Wertschätzung und das Interesse an unserem Gegenüber ausdrücken. Achtsames Zuhören lässt dich die Interessen, Bedürfnisse, Ansichten, Gefühle und Erfahrungen deines Gegenübers wertfrei wahrnehmen. Das Fundament für die Widmung deiner Zeit und deiner Aufmerksamkeit bedeutet auch, dass du Selbstbewusstsein haben musst. Bewusstsein zu schenken setzt das eigene Selbstbewusstsein voraus.

Fühle deine eigene Präsenz und die Gefühle, Gedanken, Erinnerungen, Urteile und Assoziationen, die in die entstehen. Kehre immer wieder zum Zuhören zurück, wenn du in dich selbst hineingehört hast. Signalisiere deinem Gegenüber, dass du ihm zuhörst. Wiederhole seine Aussagen in deinen Worten, stelle Fragen und zeige Verständnis. So kannst du dich einer anderen Person gänzlich annehmen und eine echte Verbindung schaffen. Statt Vorurteilen sollten Liebe und Mitgefühl im Fokus stehen!

SCHLUSSWORT

Zum Erlernen der Achtsamkeit bedarf es regelmäßige Übung. Die positiven Effekte gleich nach jeder Übung und die langfristigen positiven Effekte der Achtsamkeitsübungen sind ein prima Motivator. Betreibe die Achtsamkeitsübungen ohne jeglichen Perfektionsdrang, ohne über dich zu Urteilen und sehe sie als Chance. Es ist normal, wenn deine Gedanken dabei anfangen zu wandern oder du dich zunächst in den Übungen nicht wiederfindest. Das heißt aber nicht, dass du etwas grundlegend falsch machst. Das heißt lediglich, dass dein Geist die Achtsamkeit noch nicht gewohnt ist. Gänzlich frei von Gedanken zu sein bedarf jahrelangen Trainings und geling nicht jedem. Wenn du merkst, wie deine Gedanken abschweifen ist dies auch eine Art Bewusstsein!

Schaffe dir eine tägliche Routine, so kannst du die Achtsamkeitsübungen leicht zu einem festen Bestandteil deines Tages machen. Vielen Menschen hilft es immer am gleichen Platz und zur gleichen Zeit zu praktizieren.

Sei offen und neugierig für die neuen Erfahrungen und genieße sie ganz ohne Vorbehalte. Du wirst mit Friede, Freude und der Erforschung deiner Wünsche und Träume belohnt. In dieser sich schnell wandelnden Gesellschaft ist es enorm wichtig dem Stress und der ständigen Erreichbarkeit entgegenzuwirken und etwas Zeit in die eigene geistige Gesundheit zu investieren. Dein offener Geist wird dich Geschehnisse, Menschen und Beziehungen anders wahrnehmen lassen und dein Leben in einem tieferen Zusammenhang mit deiner Umwelt geschehen lassen. Du wirst die Macht über deine eigenen Gedanken wiedergewinnen und somit auch deine Gefühle steuern können, die aus deinen Gedanken resultieren. Durch die Achtsamkeit wirst du Momente bewusster genießen, dich fokussieren und dich entspannen können. Deine Präzision, deine Kreativität und deine Produktivität werden gesteigert, du wirst deine Talente klarer sehen. Ein wichtiger Aspekt ist das Erlernen der Dankbarkeit für jeden Atemzug, für jede Begegnung und für jeden Tag.

Kreiere dir durch deine neue Routine ein vertieftes Bewusstsein für deine eigenen Bedürfnisse und die Menschen um dich herum. Du wirst die Ursachen für dein geistiges Leiden erkennen, annehmen und auflösen lernen.

Die Achtsamkeit bietet dir auch in stürmischen Zeiten die Möglichkeit dich neu zu sortieren und von vorne zu beginnen. So kannst du selbst in wirren Zeiten dein Selbstbewusstsein und dein Selbstverständnis immer wieder aufbauen und zelebrieren.

Viel Spaß!

QUELLEN

- Yoga : Der Pfad Zur Vollendung ; Die Zeitschrift Für Yoga-Synthese U. Vedanta, Vereinigt Mit D. Dt.-indischen Monatsschrift "Friede" ; Offizielles Organ D. Yoga-Vedanta-Akademie.(1954).

- Gandhi, S. (2012). Yoga. 1396.

- Fouladbakhsh, J. (2011). Yoga.Oncology,25(2), 40-45.

- Kabat-Zinn, Jon. (2017). Yoga.Mindfulness,8(2), 517-519.

- Hopkins, L., Medina, J., Baird, S., Rosenfield, D., Powers, M., & Smits, J. (2016). Heated Hatha Yoga to Target Cortisol Reactivity to Stress and Affective Eating in Women at Risk for Obesity-Related Illnesses: A Randomized Controlled Trial.Journal of Consulting and Clinical Psychology, Journal of Consulting and Clinical Psychology, 2016.

- Sanchez, Marcos. (2012). Yoga.Toldo De Astier: Propuestas Y Estudios Sobre Enseñanza De La Lengua Y La Literatura, 3(5), 72-74.

- Khalsa, H. (2003). Yoga: An adjunct to infertility treatment.Fertility and Sterility,80, 46-51.

- Yoga.(4,43). (1950). Wehr/Baden: Ciba.

- Desikachar, T., Krishnamacharya, T., &Soder, M. (1991).Yoga : Tradition und Erfahrung : Die Praxis des Yoga nachdem Yoga Sutra des Patañjali / T. K. V. Desikachar. Übersetzt, neu bearb. u. illustriert von Martin Soder .... Religiousness in Yoga <dt.>(1. Aufl. ed.). Petersberg: Verl. Via Nova.

- SwamiVivekananda Yoga AnusandhanaSamsthanaUniversity. (2008). International Journal of Yoga.

- Jacobsen, K. (2011). Yoga Powers Extraordinary Capacities Attained Through Meditation and Concentration, 1 online resource (532 p.)..

http://www.how-to-meditate.org/

www.yogajournal.com

www.nccih.nih.gov

www.destatis.de

Morton, S. (2012). Meditation. 768-771.

Francis, T. (2013). Meditation. *Black Camera,5*(1), 94.

Fabach, S. (2017). Achtsamkeit in der Praxis der Traumatherapie. *Psychotherapie Forum,22*(1), 24-30.

IMPRESSUM

Wichtiger Hinweis:

Die in diesem Buch enthaltenen Informationen dienen ausschließlich informativen Zwecken und dürfen unter keinen Umständen als Ersatz für eine professionelle Beratung oder Behandlung durch ausgebildete und anerkannte Ärzte angesehen werden. Diese beinhalten keinerlei Empfehlungen bezüglich bestimmter Diagnose- oder Therapieverfahren. Die Inhalte dürfen niemals als eine Aufforderung zur Selbstbehandlung oder als Grundlage für Selbstdiagnosen und -medikation verstanden werden. Die Informationen spiegeln lediglich die Meinung des Autors wieder. Der Autor übernimmt für die Art oder Richtigkeit der Inhalte keine Garantie, weder ausdrücklich noch impliziert.

Sollten Inhalte des Buches gegen geltendes Recht verstoßen, dann bittet der Autor um umgehende Benachrichtigung. Die betreffenden Inhalte werden dann umgehend entfernt oder geändert.

Haftung für Links

Das Buch enthält Links zu externen Webseiten Dritter, auf deren Inhalte wir keinen Einfluss haben. Deshalb können wir für diese fremden Inhalte keine Gewähr übernehmen. Für die Inhalte der verlinkten Seiten ist stets der jeweilige Anbieter oder Betreiber der Seiten verantwortlich. Die verlinkten Seiten wurden zum Zeitpunkt der Verlinkung auf mögliche Rechtsverstöße überprüft. Rechtswidrige Inhalte waren zum Zeitpunkt der Verlinkung nicht erkennbar. Eine permanente inhaltliche Kontrolle der verlinkten Seiten ist jedoch ohne konkrete Anhaltspunkte einer Rechtsverletzung nicht zumutbar. Bei Bekanntwerden von Rechtsverletzungen werden wir derartige Links umgehend entfernen.

Printed in Great Britain
by Amazon